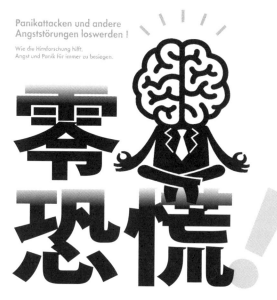

Panikattacken und andere
Angststörungen loswerden !

Wie die Hirnforschung hilft,
Angst und Panik für immer zu besiegen.

零恐慌！

神奇十句法**訓練大腦**
永久擺脫焦慮恐慌症

Klaus Bernhardt

克勞斯・伯恩哈特——著

王榮輝——譯

前言
運用大腦研究新知，徹底擺脫恐慌發作

光是在德語區，就有超過一千四百萬人確診罹患某種焦慮症（anxiety disorder），其中有兩百多萬人飽受一再復發的恐慌發作（panic attack）所折磨。這些人最渴望的，無非就是盡快再次回歸正常生活，不必再爲恐慌發作而焦慮。

多年前，基於個人的種種經驗，我下定決心要盡己所能，設法幫助那些深爲恐慌發作所苦的人們，而且要比至今能做到的，更迅速且更全面地擺脫恐慌發作。正因如此，我們在柏林的心理治療診所專門提供針對恐慌發作的治療。

我和妻子所使用的是一種全新治療方法，源自於現代的大腦研究。這些方法與焦慮症患者司空見慣的尋常治療方法，沒有什麼關係。我們不做暴露療法（exposure therapy）、不做呼吸練習、不做漸進的肌肉放鬆、不去挖掘童年。就連抗憂鬱藥物與鎮靜劑，除了極少數的例外情況，我們也嚴格拒絕。因此，相應地，我們經常被問到，為什麼我們的療法會與其他同行如此截然不同？這時，我總是喜歡引述愛因斯坦的一句相當中肯的名言：

「瘋狂最單純的形式就是，一切照舊，卻同時希望情況有所改變。」

遺憾的是，這句充滿智慧的格言，不幸言中了當前人們在面對恐慌發作時，絕大多數所採取的處理方式。同樣的療法被一而再、再而三地應用，儘管它們完全沒有或僅有含糊的幫助。另一方面，許多具有開創性的大腦研究新知，顯然被無視地晾在一旁。人們不利用這些寶貴的知識，藉此提升治療水準，反倒一味地繼續開給抗憂鬱藥物，沿用那些幾十年來根本毫無進展的方法。在過去的二十多年裡，我們已經獲得了許多關於大腦及其運作方式的新知。

感謝先進的相關成像技術，讓我們得以觀察大腦灰質在思考之際的狀態。我們可以測試那些思維或心理練習會引發什麼反應。專家們也可以透過網際網路在世界各地交換意見。

所有的這一切都讓如今的我們更加清楚，究竟大腦得要發生什麼才會造成恐慌發作，還有，我們可以做些什麼來終止這樣的恐慌。所有在本書裡介紹的技巧，我們都經年累月地親自在診所裡反覆測試且不斷改進。或許你根本無法想像，不過，時至今日，在我們的所有患者中，有超過七成的人只需要少於六次的治療，就能夠完全擺脫恐慌發作。

誠然，一本書不可能也不應該完全取代一位經驗豐富的醫師或治療師的工作。不過，本書還是可以幫助你了解，到底是什麼引發了你的恐慌。此外，本書更提供了一系列有趣又容易上手的技巧，我們的許多患者早已藉助它們，成功地重拾沒有焦慮與恐慌的正常生活。

我非常希望以下的各個篇章也能幫助你盡快達成這個目標。

——克勞斯・伯恩哈特（Klaus Bernhardt）

科學暨醫療記者、心理治療醫師、德國神經科學教育管理學會會員

目錄

Kapitel 2

Kapitel 3

Kapitel 4

逆轉被誤導的大腦自動機制 111

Kapitel 1

導致恐慌發作的原因

總體而言，各種焦慮，包括恐慌發作在內，其實是一種完全正常且健康的身體反應。因爲焦慮只有一項任務，那就是：保護我們。

舉例來說，假如有隻飢餓的獅子突然從灌木叢跳出來，站在你的面前，你的身體會馬上分泌出大量的腎上腺素，心臟會開始加速跳動，並在短短的幾秒之內決定，自己究竟是要拚死相搏（在遇上獅子的情況裡，你很有可能會成爲對方的大餐），或者，你寧可選擇趕緊逃跑。這是一種完全正常且必要的反應，它確保了我們的生存。

然而，如果根本就沒有什麼可怕的獅子；如果你的心臟顯然無來由地開始劇烈跳動，你感到自己失去了控制，甚至覺得自己陷於瘋狂；如果頭暈、麻木感、呼吸困難與噁心，彷彿從天而降地落在你身上，又該怎麼說呢？

這時，你的大腦裡究竟發生了什麼事？到底是什麼原因會讓你有這樣的反應？對此，基本上存在著四種主要的成因，我將分別以各個篇章逐一說明。請你盡可能不要跳過任何一個篇章，這對快速痊癒很有幫助，因爲恐慌發作往往不只有一個成因。一個人唯有認識所有的成因，才能利用相應的技巧，迅速且持久地克服自己的焦慮。因此，我首先要在這裡，針對恐慌發作的四種最常見的成因，給讀者一個簡單的概觀。

1. 遭到忽視的警告信號

根據過去幾年裡我在醫療工作中所汲取的一切經驗，「遭到壓抑或忽視的警告信號」，可說是首次出現恐慌發作的主因。

然而，到底是什麼導致這類警告信號呢？這多半都是從你有太長一段時間沒去傾聽自己的直覺開始。直覺可說是潛意識的傳聲筒，或說它是心理的傳聲筒。如果你愈常運用清醒的理智，設法找出一個理由來說明，爲何這一回還是不能夠傾聽自己的直覺，你那不滿的潛意識便會設法讓你更清楚地聽到。你的心理藉助形形色色的警告信號（無論是心理性質的，還是身體性質的，都有可能），試圖要推動你去改變某些在生活中已有很長一段時間不再對你有益的事情。

像是突然減退的注意力，還有缺乏動力、無力感和似乎是毫無來由的悲傷等，都是心理性的警告信號。**恐慌發作本身算是最後的階段，因此是心理性警告信號的最強形式**。

身體性的警告信號則包括了腸胃問題、突然惡化的視力、皮膚刺激、不由自主的肌肉抽搐（所謂的「抽動綜合症」，又稱「不隨意動作」，英文名稱爲"tics"）與頻尿等。就連椎間盤突出與帶狀皰疹，誠如已證實的那樣，往往也是心因性的，因此同樣算是這類警示。至於這一切的相互關係，還有你到底可以做些什麼，好讓自己的心理可以省去這一切，我將留待第二章再做詳盡的說明。

2.可能造成恐慌發作的物質

有些藥物已被證實可能造成恐慌發作。除了所謂的抗精神病藥物（例如在思覺失調症〔schizophrenia〕的情況裡開給患者的藥物）以外，在甲狀腺機能低下的情況裡所投用的甲狀腺素（thyroxine），偶爾也會造成恐慌發作。尤其是確診罹患「橋本氏甲狀腺炎」（Hashimoto's thyroiditis）的女性，如果服用了劑量錯誤的化學合成甲狀腺素，就會引起恐慌發作。檢驗一下你服用的劑量是否正確，無論如何都是明智的。此外，某些患者在改服取自天然豬隻的甲狀腺素後，都有很好的效果。更多相關內容，你可以在本書第三章讀到；你也可以前往我和妻子專爲特定患者所製作的網站，hilfe-bei-hashimoto.de，初期已有德文、英文與法文介面，近期還會再支援更多語言。

不過，比起普通的藥物，毒品更容易引起恐慌發作。特別是人們在吸食大麻時，會攝取的活性物質「四氫大麻酚」（tetrahydrocannabinol, THC），還有像是簡稱“MDMA”的亞甲二氧甲基苯丙胺，以及古柯鹼（Kokain），都在這裡扮演了某種角色。此外，存在於某些眞菌裡的精神藥物「賽洛西賓」（Psilocybin），也在恐慌發作的成因列表上名列前茅。不僅如此，目前氾濫於市場上的許多新型合成毒品，其威力同樣不可小覷。

所有這些物質都會嚴重干預體內神經傳導物質的平衡，導致大腦的某些保護功能在一段時間內被關閉。耐人尋味的是，我們的大腦往往會因此以某種方式變得更有效能。衆所周知，某些著名的畫家或作家，像是大名鼎鼎的恐怖小說暢銷作家史蒂芬．金（Stephen King），就是在藉助藥物的作用下，創作出某些偉大的作品。

在大腦裡，因爲使用藥物而被關閉的保護過濾器，你不妨把它想像成過濾髒污的機制從某個供水系統中被移除了。雖然水明顯流動得更快，不過，水裡所挾帶的髒污卻會布滿整個系統，可能會因而分別在各個地方都造成嚴重的損壞。換成大腦的情況來說，形成某種會引起恐慌發作的神經元連結，就是可能發生的損害之一。一旦發生了這樣的情況，每回使用毒品，就會讓再度引起恐慌發作的風險急遽升高。

因此，如果你的首次恐慌發作是發生在吸食毒品後的四十八小時之內，就應該立即遠離那些東西。順道一提，這與你究竟是首次吸食毒品，還是早已吸食多年完全無關。

只要你的身體用恐慌來回應某種物質，就應該立刻將這種物質列爲自己的禁忌；縱使你的情況有所好轉，也是一樣。在你身上，由於毒品而再度引起恐慌發作的風險特別高，因爲你的大腦在這方面已經有了某些經驗，而且還把它們儲存起來。

你知道嗎？大多數的人在一生之中，都會經歷一、兩次感覺像是恐慌發作的情況。這些情況有時十分鮮明，有時又不是那麼明顯，它們的原因不一而足，像是對於抗生素的過敏反應，或是暫時缺乏維生素B_{12}。就連營養因素造成的暫時性甲狀腺機能低下，或食物不耐症（food intolerances），都是可能的觸發原因。不過，在缺乏維生素或其他養分的情況下，我們的身體原則上會設法迅速排除這種短缺的狀態。這時，我們會高度渴望獲得所缺乏的物質，一旦攝取了富含這些物質的食物，恐慌感便會隨之消失。

小建議：吃全素或半素的人，由於在營養上放棄了像是肝臟、肉、奶和蛋等諸多維生素B_{12}的來源，因此我建議，不妨以營養補充品的形式來攝取維生素B_{12}，藉以改善恐慌發作的問題。

容易引起脹氣的食物，或是不耐麩質（一種幾乎在所有穀物製成品裡都含有的蛋白膠），**同樣也會導致恐慌發作**。其中的原因出在所謂的「隆赫爾德綜合症」（Roemheld syndrome；又稱為「胃心綜合症」〔gastrocardiac syndrome〕）。這是以它的發現者，內科醫師路德維希．馮．隆赫爾德

（Ludwig von Roemheld）來命名。他在二十世紀初有了一項重大發現。他發現到，許多飽受脹氣或打嗝所苦的人，經常也會抱怨自己具有那些主要出現在焦慮症患者身上的症狀，像是潮熱（hot flash）、呼吸困難、心悸、呼吸短促、焦慮狀態、頭暈、睡眠障礙和所謂的「期外收縮」（extrasystole），或是較爲人所熟悉的「心節律障礙」（allodromy）。

然而，隱藏在這背後的是什麼呢？在《臨床醫學概要》（*Exaplan: Das Kompendium der klinischen Medizin*）這本教科書裡，對於這種現象做了以下的描述：「胃腸裡的積氣會把橫隔膜向上推擠，對心臟造成直接或間接的壓力。這可能導致不同的心臟病，其中包括了類似狹心症（Angina pectoris）的疼痛。在嚴重的情況下，這甚至會造成短暫的昏厥。」[1]

如果你也日益爲脹氣或打嗝所苦，那麼很有可能「只是」罹患了隆赫爾德綜合症。所幸，藉助一項檢測，我們很快就能查明此情況。此外，你也可以將一大堆經過考驗的家庭常備藥品，用在這類情況上。特別是在疑似焦慮症的初期階段，只要焦慮尚未結構性地深植於大腦裡，適用於隆赫爾德綜合症的經驗法則就是：**不對橫隔膜施壓，就不會有焦慮**。

因此，最簡單的方法或許就是，如同馬丁．路德（Martin Luther）那個時代常見的那樣，隨心所欲地打嗝或放屁。如此一來，脹氣就不會有任何機會在體內形成，引發那些令人不舒服的症狀所帶來的壓力。

由於這種方法在家人與同事面前並非眞的那麼容易實行，因此我建議你，不妨考慮改變飲食。你不妨試試看，在兩週之內，完全不去碰那些容易引起脹氣的食物。如果你確實只是罹患隆赫爾德綜合症，光是改變飲食，就足以明顯降低焦慮症狀。

我在網站上，Panikattacken-loswerden.de，爲讀者準備了兩份列表，其中一份羅列的是特別容易引發脹氣的食物，另一份羅列的則是幾乎不會引發脹氣的食物。你可以在部落格的部分裡點選〈「隆赫爾德綜合症」——當脹氣造成焦慮〉（Das "Roemheld-Syndrom" – wenn Blähungen Angst machen）這篇文章，就能找到這些列表。

第一個列表羅列了你在這種情況下不該吃的食物，我得承認那有點長，而且均衡飲食與生活品質密切相關，因此我想提供四個訣竅，藉助它們，就算你不驟然改變自己的菜單，同樣能明顯減少脹氣的情況。

訣竅 1

請先試試看，在七天之內，只放棄攝取所有含麩質的製成品，也就是放棄所有以小麥、黑麥、斯佩耳特小麥、燕麥或大麥等穀物所製成的食物。許多人都不曉得自己患有麩質不耐症（gluten intolerance）。問題在於，這方面的血液檢驗只能證明你是否會產生對抗麩質的抗體，可是你的身體和大腦會對麩質做何反應，卻未被查明。幸好，你還是可以自行檢驗。

請自己觀察幾天，你是否會在飯後感到疲倦以及多快會感到疲倦，還有你的注意力是否減退。例如，相較於那些大嚼麵包的日子，在只攝取青菜或魚或肉的日子裡，你的工作能力表現得如何？

就這一點來說，在我個人身上，能察覺到顯著的不同。雖然我挺愛吃新鮮麵包，不過，在吃了這類食物後，我的注意力與工作效率，遠遠不及那些不吃含麩質食物的日子。順道一提，在這些日子裡，就連我的消化，同樣顯著地輕鬆許多。

訣竅 2

請你依照正確的順序攝取個別的食物，如果可以的話，不妨分開來攝取；在每道菜之間，請你稍微休息一下。舉例來說，有時我們會用帕爾瑪火腿包一塊多汁的哈密瓜，我個人還滿喜歡這樣的組合，不過，對於許多人來說，這肯定會造成脹氣與胃部不適的問題。

為何會如此呢？如果你單吃哈密瓜，它們會在你的胃裡待上三十分鐘，接著在腸道裡進行後續的利用。然而，如果你配著火腿一起吃，情況則完全不同。火腿需要更長的時間消化，因而會阻礙到哈密瓜的快速消化。由於消化時間拉長，水果會開始在胃裡發酵，由此所產生的氣體便會將橫隔膜往上推擠。在敏感的人身上，這會進一步導致前述的隆赫爾德綜合症，以及那些令人不舒服的附隨現象。

依照正確的順序進食，代表著你應該先吃水分多的食物！因此，請你不要把水果當成飯後甜點，寧可當作前菜。在用過前菜後，請稍微休息一下，接著再吃含蛋白質與脂肪的食物。你會發現，這麼做會讓脹氣情況明顯獲得舒緩。

訣竅 3

除了使用香芹籽做爲調味料以外，餐前攝取一茶匙新鮮薑末，也很有幫助；這兩者都能顯著降低容易脹氣的情況。覺得太辣的人，不妨改以薑茶來取代。此外，除了茴香茶，茴芹、茴香與香芹籽的混合茶，同樣以能有效緩解嚴重積氣著稱。

訣竅 4

請你每天做一點運動，或者至少要規律地散散步。這麼做可以強化橫隔膜的肌肉組織，橫隔膜的肌肉組織愈強韌，腸胃裡的氣體就愈不容易對心臟施壓。

如果你能結合全部四種訣竅，當然最好不過，如此一來，你就只需要放棄極少數眞正會強烈造成脹氣的食物，像是豆子、蔥或某些糖精。

明顯減少精神不濟的情況，將是你會獲得的回報；說不定，光是多運動再加上新的飲食方式，就足以幫助你脫離恐慌發作。

3. 負面想法對大腦的不良後果

有些人會開始對零星發生的恐慌發作胡思亂想，想像著現在可能會怎麼樣：也許自己有一顆病得不輕的心臟，也許自己的大腦裡長了一顆腫瘤，又或許自己其實罹患了某種嚴重的疾病？在滿是憂心與焦慮下，他們跑去醫院的急診處，希望趕緊爲自己做個檢查。在那裡，他們多半都會得到返家靜養的指示，因爲他們可能「只是」恐慌發作，身體其實完全正常。

這些人多半會對此表示難以置信，畢竟他們能清楚地感覺到，自己的身體裡的確有什麼不對勁。於是，這樣的胡思亂想又持續下去。醫師們也一再被他們要求，務必再做其他檢查，好找出問題的「起因」。

準確來說，這樣的行爲反而會造成某個一次性的經驗演變成持續回歸的恐慌發作。經常性的憂思再加上強烈的負面情緒，將會改變大腦結構；這一點已經獲得證實。「害怕焦慮」會在短短的幾週甚至幾天之內，就變成一個完全自動運轉的思考模式，它會透過神經突觸（synapse）的連結深植於大腦中。爲什麼會發生這種情況呢？

當你思考了某些事情，接著就能回憶起那些念頭。這些念頭必然以某種方式儲存在你的大腦裡。不過，在大腦裡，其實沒有任何可以被描述成像電腦硬碟那樣的東西。事實上，我們是以生物的方式，更確切地說，以神經突觸的形式，來儲存思維。也就是說，每個想法會在你思考它的瞬間，讓新的神經元連結在大腦裡產生。這項發現在二〇〇〇年時獲得了諾貝爾醫學獎的表揚，它對於發展更有效的排除焦慮新方法，有著極大的貢獻。關於這些知識，我們應該感謝科學家艾瑞克．坎德爾（Eric Kandel），他是我們這個時代最重要的大腦學者之一。

坎德爾教授②明白地證實了，我們所擁有的一切思維與印象，都會以神經突觸連結的形式，儲存在大腦裡。在這個過程中，這些思維所賴以爲基礎的情緒若是愈強烈，不管是正面或負面的，大腦裡的那些神經元網絡的效能，就會愈強大。因此，經常性的負面思考，會爲恐慌發作創造出所謂的神經生物基礎。換言之，一個人如果負面思考得夠久，他的大腦必然會修築出一條通往惡劣的情緒和焦慮的資訊高速公路。相反地，如此一來，往往就只剩下一條羊腸小徑可通往快樂與輕鬆。

我經常被患者問到，爲何當他們平靜時，特別容易出現焦慮的情況？晚間坐在沙發上、度假時，或是在做某項例行公事的過程中，像是在高速公路上無聊地長途開車時。這個問題的答案其實很簡單：人類的大腦，不僅會在壓力下，也會在平靜的階段裡，完全自動地以它構成網絡的方式來反應。

雪上加霜的是，我們的大腦總是想要做點什麼。只要我們密集地從事一些什麼時，例如打電話、做一件棘手的工作，或是面臨巨大的時間壓力時，我們有意識的理智有足夠的事情去忙，那麼我們也會大舉脫離焦慮和擔憂。然而，一旦我們歸於平靜，就會開始胡思亂想。這時，大腦會盡快地找件事情來忙。它從哪裡可以更快地獲得這樣的事情——是透過負面思考與焦慮的大型資訊高速公路，還是透過快樂與輕鬆的羊腸小徑呢？沒錯，透過資訊高速公路。對於大腦來說，由於它那些已構築好的網絡，這時要製造焦慮，確實比製造輕鬆的感覺，更簡單許多。

你的思考方式會不斷地在大腦中產生新的連結。日復一日，你的大腦會產生幾十萬的連結，你在當下所思考的東西會被儲存在那裡。你經常重複的那些想法會因此愈來愈鮮明，至於那些你有很長一段時間不再思索的想法，它們的神經元通道便會退化。這也是爲什麼那些你曾經在學校裡學過的數學公式，再也無法隨傳隨到。離開校園以後，你不再運用這些知識，換言之，你在思想上不再從事這方面的活動，於是，直接通往這方面的神經突觸管道便喪失了。你在正面思考方面的情況也是如此。

我們的大腦會完全自動地以大多數的連結和使用方式來反應。換言之，它會在生物上適應它的使用方式。於是下意識的自動作用會被建立起來，到了某個時候，它們會造成「不再是你控制著大腦，而是你的大腦控制著你」的情況。

在這個脈絡下，特別危險的是所謂的「蓄意的悲觀」（calculated pessimism）。大腦不會保護你免受失望的傷害，反而不斷地訓練你多感知負面的事物，而非正面的事物。換個方式來說：你會變得對於自己身邊的美好事物視而不見，對於所有你能用來讓自己的生活更愉快的機會，也是一樣。至於這時你的大腦究竟發生了什麼事，我將在第四章再做詳盡的說明。

順道一提，究竟是你自己獲得的某些經驗，還是從父母那裡繼承的思考方式，導致你只專注於壞事與缺失，對於你的治療來說無關緊要。唯一重要的，只有你開始利用一些簡單的訣竅，將大腦再度引向正確的神經元道路。爲此，你當然需要一些練習，不過這些辛苦是值得的！一旦你認識了本書所介紹的各種技巧，並從中挑選適合自己的部分，馬上就能開始著手。你的大腦將可憑藉自己的力量重新進行設定，瞄準一種充滿快樂且沒有焦慮甚或恐慌的生活。

現在，這一切聽在你的耳裡，恐怕都是天方夜譚，然而，事實絕非如此，因爲你的大腦原則上會把你經常在做的事自動化。諸如刷牙、開車、寫字，甚至就連擔憂與準備恐慌等，都是這樣。

如果你持有駕照，也實際開車上路一段時間，你就曉得我在說什麼。一位有經驗的汽車駕駛人，不再需要耗費任何有意識的思考，考慮自己什麼時候要踩離合器、引擎的轉速是多少、自己正以什麼樣的檔次在行駛、何時又該瞧瞧後照鏡。所有這些會讓新手駕駛冷汗直流的動作，一位有經驗的汽車駕駛人都能在完全自動且全然出於下意識的狀態下完成。他可以在駕駛的過程中，心有旁騖地從事其他事情，像是沉浸在自己的思緒裡、收聽廣播節目或眉飛色舞地與車上的其他乘客聊天。其中的原因就在於，大腦總會設法讓我們有意識的理智減輕負擔。

因此，一再反覆的動作流程或思考，只要我們的大腦把它們視爲模式，它們就會被從大腦轉移到小腦，在那裡由潛意識自動執行，如此一來，便能爲我們有意識的理智騰出盡可能大量的工作空間，藉以處理那些我們並不熟悉的新工作。

如果大腦裡的壞想法經年累月地多過好想法，而且你幾乎無法停止不斷地胡思亂想，或許你就會無法想像：停止負面思考的自動機制，進而停止各種形式的焦慮症，確實是可能的。

事實上，目前在德國，一般所提供的標準治療，幾乎沒有一種可以像本書所介紹的種種技巧那樣，如此迅速且持久地對大腦發揮作用。因爲，不管是暴露療法、挖掘童年（精神分析〔Psychoanalyse〕）、呼吸練習，還是漸進的肌肉放鬆，都無法反制負面的大腦突觸擴建。事實上，前兩者甚至會強化那些迫切需要卸除的東西。至於爲何會如此，我將留待第四章再做詳盡的說明。

就連那些醫師喜歡且輕易就開給患者的抗憂鬱藥物與鎮靜劑，同樣無法徹底對大腦進行結構性的改變，它們頂多只能緩解一點焦慮感。

一項眞正成功的治療，必須能夠讓一個人在自己的大腦裡，盡快培養盡可能大量的、儲存著正面生活情感的神經突觸。一旦存在著夠多這樣的連結，大腦就會自行開始讓這些新的資訊編織在小腦裡，如此一來，便能建立一套新的正向自動機制，它會對你的感情世界帶來察覺得到的影響。

如今，人們以大腦研究的最新知識爲基礎，發展出一套特殊的心理訓練，它能讓這樣的過程以比一般思考過程快許多倍的速度進行。在短短幾天之內，你就能感受到初步的改變，在三到六週後，那些正面的改變就再也無法被忽視。在六到十二週後，我迄今親自指導過的患者中，有八十二％都能成功地消除自己對於焦慮的恐懼，進而完全擺脫自己的恐慌發作。

在本書的後半部，你將會學到這套心理訓練的所有應用方式。也許你現在就想直接跳到那裡，不過，容我請求你，稍微有點耐性。為了讓整個過程能在你身上進行得最理想，先閱讀前面的篇章，將裡頭的內容內化於你心，這一點十分重要。唯有如此，才能有迅速且持久的療癒。

4. 附帶收穫：恐慌發作具有隱藏的好處

有時也會發生像這樣的情形：某些患者明明很快就擺脫了恐慌發作，可是幾週或幾個月之後，恐慌發作居然又再次找上門。這往往是所謂的「附帶收穫」（secondary gain）在作祟。「附帶收穫」，德文叫做“sekundärer Krankheitsgewinn”，意即「附帶的疾病獲益」，也就是當事人一方面深爲自己的焦慮症所苦，另一方面又因此獲得某種自己沒有意識到的隱藏利益。

舉例來說，患者可能會因爲嚴重的恐慌發作，在行爲上再度變得更爲專注、謹慎。不過，焦慮症也有可能被當成一個合法的託辭，藉以不必再從事某項早已不再具有任何樂趣的工作。或者也有可能，某人長年以來一直在照顧某位生病的親屬，唯有當自己也生病了，才能免去這項責任。我們可以列出一長串附帶的疾病獲益可能的情況。

這類當事人多半都具有特別顯著的責任感，非得發生一些什麼「極爲嚴重」的事情，人們才不會再去指望他們。在這種情況下，焦慮症往往是唯一的出路，它讓當事人得以從自己再也無法遵守的義務中解放出來。

也許這對你來說簡直難以置信，不過，我倒是經常在診所裡遇到這樣的案例。恐慌發作就這麼消失，在短短的一夕之間，只是因爲當事人總算有勇氣，例如再去找更好的新工作，或是盡心照顧生病的雙親。造成這種附帶的疾病獲益，有許多不同的可能原因。前不久，我就曾在診所裡遇到一個耐人尋味的實例。

5.「附帶收穫」的眞實案例

在二〇一五年二月時，有位女性來到我的診所，多年來，她總在乘車時會恐慌發作。尤其是當車輛穿越長長的隧道時，情況特別嚴重。因此，在與家人開車出去度假時，她總是會事先規畫好，保證路程上不會行經任何隧道。這位現年三十二歲、身體十分健康的女性，她的恐慌發作完全主宰了度假地點的可能選擇，相對地，這種情況也在她的兩個小孩和丈夫身上累積了許多不滿。

這位患者首次前來我在柏林的診所求助時，其實已經做過了兩年的治療。儘管如此，焦慮卻始終存在，雖然她還遵照家庭醫師的建議，服用了長達一年半的抗憂鬱藥物。順道一提，在焦慮症方面，開抗憂鬱藥物給患者的情況其實十分普遍。除了極少數的例外情況，我都會勸人別這麼做；關於這方面，在本書比較後面的段落裡，你還會看到許多重要的提示。無論如何，我的這位女性患者，由於服用了那些藥物，在十八個月裡，體重增加了十一公斤，這讓她本來就低落的情緒雪上加霜。

在短短的四次治療中，我們藉助了包括「調音技巧」（對此，後文會詳細說明）在內的一些方法，成功地讓她的恐慌發作完全消失。她得以在家庭醫師的監控下逐漸減少用藥，並在幾週後終於完全停藥。順道一提，這種情況的專業術語稱為「藥物漸減」。她又可以完全正常地搭車，就算途經長長的隧道也完全沒有問題。

大約在這個美妙的成功過了八個月之後，有一天，她不知所措地打了電話給我，聲淚俱下地表示，她的恐慌發作突然間又回來了，她怎麼也想不通為何會這樣。於是我請她再次前來診所，然後問了一些針對性的問題。

這時，我才了解事情原來是這樣的：過去，她未能探望公婆，如今因爲她可以乘車到處走，又能成行了。從她的住處到公婆的住處，必須經過一條長隧道，之前對於她這樣一個確診罹患恐慌發作的人來說，根本不可能乘車前往，因此，她有將近三年之久都沒有去探望公婆。可是，如今卻有了一個具體的時間。

我的這位患者，基於某些可以理解的原因，難以忍受她的婆婆。先前，她去探望她所稱的「母老虎婆婆」後，接著總是會生病一週，那樣的情況著實帶給她非常大的負擔。很顯然，恐慌發作除了是負擔外，在第二個層面上，它也代表著某種保護功能。因此，人們將這種心因性的現象稱爲「附帶的疾病獲益」。

在這裡，疾病有助於我們避免某些令人不愉快的事物。這一切當然是在我們完全沒有意識到的情況下進行著。我的這位患者並非只是假裝焦慮，她確實患有恐慌發作，和其他許多人一樣，她也覺得這種症狀對自己的生命是一種絕對的威脅。然而，她也受益於回歸的恐慌發作，因爲如此一來，就不用乘車去見她口中的「母老虎婆婆」。

從她對診斷的反應，我察覺到我確實擊中了要害。很顯然，她可以開誠布公地與家人溝通，雖然她再度恢復健康，但就是過不了探望公婆這一關。儘管她和先生已經結婚九年，但她在夫家還是一直被當作外人看待。她的婆婆始終認爲她搶走了自己的寶貝兒子，一直對她懷恨在心。由於她的在場顯然是不受歡迎的，因此，她告訴家人，爲了自己和其他人好，從今以後，她將不再踏進公婆的家門。

在她把這件事情說清楚之後，先生果眞就獨自帶著兩個小孩回去探望自己的父母。她的恐慌發作就此再度消失。順道一提，當她把這個鬱積多年的心結說破之後，她的婆婆居然改善了自己的態度。

因此，如果一個人罹患了恐慌發作或其他的焦慮症，問問自己以下這些問題，總是值得的：

除了所有令人不舒服的感受以外，是否還存在著某種正面的效應？罹患這些症狀，是否讓你省卻了什麼事情：某種拜訪、某樣工作，或是某項拖延已久，但你至今仍無力實現的改變？也許是與伴侶分手，也許是換個工作，又或許是搬家？

如今人們發展出一整套的盤問技巧，藉助它們，我們很快就能查明「附帶的疾病獲益」是否在當中扮演了某種角色。我的患者往往一開始都完全不想承認這樣的關聯，因爲對於必要的改變所懷有的焦慮，顯然大過恐慌發作這個問題本身。不過，一個受過良好訓練的治療師，也可以在這上頭提供必要的協助，讓那些改變得以實現，進而幫助當事人迅速且持久地改善自己的生活。

即使你到現在還無法相信，不過，恐慌發作其實是一種潛意識的完全正常且健康的保護反應，藉以保護你免受其他多半更糟的情況所傷害。藉助本書，你將了解到，爲何你的心理會執行這樣的緊急應變程式，又有哪些方法可以讓你回復正常狀態。

本章摘要：釐清焦慮的真正起因

- 恐慌發作往往只是警告信號，因為你一直不去傾聽自己的直覺。
- 恐慌發作也可能是由吸食毒品或用錯藥物所引起。
- 有時恐慌發作背後隱藏著未被察覺的隆赫爾德綜合症，唯有透過改變飲食習慣和增加運動量，才能徹底消除症狀。
- 恐慌發作經常是某種自動化負面思考過程的結果。藉助正確的方法，我們可以扭轉這樣的大腦自動機制。
- 有時恐慌發作有助於逃避某種遲遲未能實現的改變。一旦實現了這樣的改變，焦慮便會自動消失。

Kapitel 2

辨識警告信號並正確地回應

心身症（psychosomatic disorder）往往就是我們的潛意識對有意識的理智所發出的警告信號。因此，對於你的療癒來說，理解你的心理在所涉及的部位與器官完全健康的情況下，如何引發眞正的生理症狀，是非常重要的。

然而，由於在傳統的正規醫學裡，經常缺乏這方面的釐清，許多人確實會擔心自己的「精神有毛病」，於是扭曲地希望能爲恐慌發作的出現，找到某種「眞正的」身體方面的原因。

諸如，手腳發癢、麻木感、心悸、胃痙攣、胸悶、頸部緊繃、頭暈、茫然的感覺等，這一切所給人的感受是如此眞實，在它們背後必然隱藏著什麼身體上的不對勁。就某種程度來說，當事人的這些症狀，確實可以說是身體上有什麼不對勁，然而，在大多數的情況裡，他們無論在身體或心理方面，都是完全健康的。

他們的心理其實只是想提醒，他們必須改變某種行爲或思考方式，好讓他們能夠長期避免某些更大的傷害。如果你日後可以及時認眞地觀察這些警訊，進而正確地回應，你的焦慮症以及與此相連的恐慌發作，很快就會永遠地消失。

潛意識的力量

爲了更清楚地了解，在一陣恐慌發作的期間裡，你身上進行了怎樣的過程，且讓我們先來觀察大腦，審視一下有意識的理智與潛意識各自具有兩種截然不同的工作方式。

在一個成人的大腦裡，大約有八百六十億個神經細胞（nerve cell），又稱爲「神經元」（neuron）。它們會與爲數大約一百兆的神經突觸相互連結。這代表著，每個腦細胞至少分別與其他一千個腦細胞相連。或許你現在還無法想像，不過，純粹以我們的神經元及其連結的數量所計算出的組合可能性，數目遠遠超過存在於這個美麗星球上的沙粒總數。請注意，此處我們所談論的，只是一顆人腦所具有的組合可能性！

然而，我們有意識的理智，其實只有稍微利用了這份不可思議的效能。它每秒最多只能感知八筆資訊，如果要有條理地表述一個想法，它平均需要三秒鐘。

從前人們總會說，我們或許只利用了大腦的十分之一。如今我們曉得，這樣的說法不盡然正確，因爲我們的潛意識很有可能會充分利用大腦灰質的潛能。根據最新的研究成果，它每秒鐘至少可以處理八萬筆資訊，因此在速度上比我們有意識的理智快了一萬倍（或許也可以說是聰明了一萬倍）；我們卻經常爲了自己有意識的理智，感到十分自豪。

恐慌發作：心理的恩惠

因此，自始至終，大腦眞正的「老大」其實是潛意識。這位老大會與我們溝通，只不過它所藉助的是所謂的「本能」或「直覺」。你肯定也知道這樣的情況：正當你還在利用有意識的理智來來回回地考慮著，到底是該作爲還是不作爲，斟酌著支持與反對的理由時，你的直覺其實早就給出了答案。一個未說明理由的「寧可別動手」或「好，那就做吧」。因爲你的潛意識，感謝它的效能，早已考慮了所有可以掌握的資料，並將它們與你在人生中曾經獲取的所有資訊及經驗進行統合。這一切都發生於短短的十分之一秒內，你有意識的理智絕對無法負荷如此龐大的資料流量。

然而，對於你的潛意識來說，這是輕而易舉的事。在極短的時間內，它就能根據分析過的資料做出決定，也會把這些決定透露給你，只不過是透過所謂的本能或直覺。順道一提，其中會有數量多到不可思議的資訊獲得審酌，它們是你在有意識的狀態下完全不會思考的。像是身體姿勢、身體語言、聲音狀態、用詞遣字與氣味等。無數的相關研究顯示，我們的大腦，例如在擇偶的情況中，能夠下意識地單憑一個人的氣味就感知出，我們與這位伴侶是否能夠生出健康的孩子。這也就是爲何我們能在某些人身上嗅出好的氣味，在其他人身上則完全嗅不出來。

因此，你所能做出的最聰明的決定，就是那些你聽從自己的直覺所做出的決定。如果你不這麼做，遲早會遇上什麼令人難受的後果。我的確不曉得你現在過得如何，不過，我倒是認識一大堆人，他們往往因爲不聽從自己的直覺，而必須爲此付出高昂的代價。

我們的潛意識幾乎就像一部超級電腦，藉助直覺，不斷地將它對目前生活情況所做的分析傳送給我們，而且還會建議我們應該做些什麼和最好不要做些什麼。這一切都只是出於一個理由，那就是：保護我們免於遭受傷害。

一個人若是有太長的時間沒有聽從自己的直覺，總是違背自己的良心在行事，潛意識便會對他發出警告信號，首先是微小的，繼而視實際需求，也可能會愈來愈大。這些更大的警訊，讀者們一定都曉得，因爲人們也將它們稱爲「心身症」。大腦藉助所謂的神經傳導物質，能夠在短短幾秒鐘之內就產生眞正的「身體投訴」（physical complaints），儘管當事人的生理器官完全健康。對於這種耐人尋味、目前已獲得深入研究的現象，我在後文馬上會做詳細的說明。不過，首先，我想要透過一個小故事，爲各位讀者說明一下心身症的作用機制：

請想像一下，有位慈愛的母親看著四歲大的兒子在踢足球。在這個例子裡，這位缺乏經驗且思慮淺薄的小朋友，代表了有意識的理智。相反地，這位具有數十年生活經驗、較高大的身材及深謀遠慮能力的母親，則代表了潛意識。

接著請想像一下，這位小朋友完全專注於自己腳下的那顆足球，他一而再、再而三地先踢了球，然後追著球跑，完全沒有注意到自己正跑向一條車輛川流不息的馬路。這位警覺的母親，亦即潛意識，當然馬上就意識到這一點，於是高喊：「站住，別動！」她喊了一次、兩次，也許又更大聲地喊了第三次。萬一這位小朋友還是一直不聽母親的勸阻，這位母親肯定會快速地追上去，或許就在最後一刻，將他從馬路的邊緣拉回來。

在這樣的情況下，這位小朋友或許會十分震驚，他可能完全不了解，爲什麼母親剛剛會那樣激動，那麼粗野地拉了他一把。這也正是你在面對自己的恐慌發作時所抱持的心態。

如同前例中的母親，你那憂心忡忡的潛意識，在你對任何直覺都毫無回應的情況下，就會像抓住你的衣領一般，透過一場恐慌發作，強迫你好好地對生活中的某些事情深思熟慮一番。可能會是什麼事情，我在第一章已經大略介紹過，在比較後面的章節裡，我還會再次做更詳細的說明。

盡可能給你最好的保護，盡可能阻止你往錯誤的方向走太遠或蒙受傷害，這是你的潛意識必須完成的首要任務之一。爲此，如有必要，它也會不惜採取某些激烈的手段。因此，與其說恐慌發作是一種疾病，不如說它是潛意識施予我們的恩惠；或許也可以說，那是我們的心理爲了保護我們免於被更糟的事情所傷害。

或許你現在總算明瞭，所有這一切突如其來的、彷彿從天而降的、劇烈的身體反應，是從何而來。如果你不傾聽直覺的呼喚，你的心理就會採取更強硬的手段。藉助神經傳導物質，它會引發某些劇烈的身體反應，逼迫你停止某些事物，或者至少對它們深思熟慮一番。

神經傳導物質：心理的得力幫手

神經傳導物質是身體本身的信使，藉助它們，大腦可以喚起任何一種身體反應。神經傳導物質有數十種，其中最廣爲人知的莫過於腎上腺素（adrenaline）、去甲基腎上腺素（noradrenaline）、血清素（serotonin）、多巴胺（dopamine）、催產素（oxytocin）和組織胺（histamine）。

每個焦慮的想法都會讓你的大腦刺激腎上腺，分泌神經傳導物質「腎上腺素」。這種信使會讓心臟跳得更快，藉此讓大量的養分和氧氣在身體裡被盡快地輸送。尤其是你的雙手和雙腳，會被提供充足的養分和氧氣，因爲在一個引發恐慌的情況裡，迅速逃離或至少能夠防衛自己，是十分重要的。

然而，在那些患有焦慮症的人身上，這些過量的養分和氧氣，基本上不會因爲逃跑或戰鬥而被消耗掉，事實上，這些人往往會在驚懼中嚇得發愣，整個人僵硬到幾乎寸步難行。

因此，他們的身體必須另闢蹊徑，以便將這些過量的養分和氧氣再次移除，畢竟身體會力求盡快回復一個健康的平衡狀態。於是，它們會利用肌肉組織的微運動，來完成這樣的移除過程；這種情況你應該不陌生。這時，你的手腳彷彿有許多螞蟻在鑽動，還會不時地突然來個震顫。透過這種方式，你的體溫會快速升高，如此一來，細胞裡過量的能量就能被消耗掉。潮熱和手汗都是常見的典型附隨現象。從今往後，你不必再害怕這些過程。在這樣的情況下，你的身體其實運作得相當完美，它只是在做一些爲了再度回復平衡而必須做的事。

如果你在恐慌發作時，並不是覺得熱，反倒是覺得冷，那麼你很有可能由於恐慌而迅速做了深呼吸。這種所謂的「過度換氣」（hyperventilation，又稱「過度呼吸」），會造成過量的二氧化碳被排出，導致血液酸鹼值升高。身體裡的某些代謝反應會因而發生改變，雙手、雙腳與腦部的供血情況會急遽惡化。在這種情況，往往也會發生頭暈、皮膚刺痛且汗濕，甚至還會有肌肉痙攣等現象。

在極端的情況，你甚至可能會因而昏厥，所幸這類情況鮮少發生。不過，即便如此，這也只是你那運作完美且計算精密的身體所發動的一項保護機制。透過這樣的方式，你的身體十分有效率地，雖說也是十分極端地，讓你可以回復正常的呼吸。正是這項舉措，才讓昏厥者得以迅速恢復。這類小型的「暫時性眼前昏黑」（blackout）多半只會持續幾秒鐘。

因此，請你謹記，所有這些令人不適的身體反應（至今爲止，這些情況你或許都已體驗過），只有一個目的，那就是：盡可能保護你免於遭受更嚴重的傷害。

就連腹瀉與胃痙攣，也能以這樣的方式來說明。除了腎上腺素以外，身體還分泌了神經傳導物質「組織胺」。組織胺除了會控制皮膚的外觀，也會控制胃、腸和支氣管的某些功能，讓人在焦慮之際突然胃部痙攣。這種現象的發生，只是爲了幫助我們。如果我們因爲某種焦慮的想法而處於逃跑或戰鬥模式，就需要所有的能量來保護自己。於是，大腦會透過組織胺驟然停止消化。消化過程需要用到非常多能量，而在焦慮之際，我們得將這些能量全部挪作逃跑或戰鬥之用。

此外，它還會幫助我們拋棄不必要的負擔。這套十分古老的遺傳程式，雖然對現代人類不再有任何實際的效益，不過，就演化史的角度來說，它具有很大的意義。曾經看過某些動物紀錄片的人，或許已經猜到，這裡所要說的是：所有動物在驚慌逃跑時，都會遺留糞便和尿。嚇得「屁滾尿流」，其實是爲了減輕身體的負擔，好讓自己跑得快一點。因爲些微的速度優勢，或許就主宰了生死。

我們的身上也帶有這種遺傳的根源。患有恐慌發作的人，在發作不久後往往會有很強烈的尿意，不少人還有腹瀉的症狀。這些現象其實是完全正常的，它們的歷史與人類的存在同樣悠久。也因此，這種現象早已成爲日常生活用語的一部分。基於這項理由，如今當我們被嚇得手足無措，經常會貼切地說：「這下挫屎了！」

如果我們稍微留心一下，不難發現在日常生活用語中，其實還有許多這類形容心身症的用語，像是“Es sitzt mir im Nacken”（字面意思是「…在我的脖子上」，引申爲「我的內心充滿了…」）、“Es geht mir unter die Haut”（字面意思是「…在我的皮膚下」，引申爲「某事令我深受感動」）、“Es raubt mir den Atem”（字面上的意思是「…剝奪了我的呼吸」，引申爲「某事令我緊張到喘不過氣來」）、“Es schlägt mir auf den Magen”（字面意思是「…擊中了我的胃」，引申爲「某事令我壓力大到胃部不適」）、“Es zieht mir den Boden unter den Füßen weg”（字面意思是「…抽走了我腳下的地面，引申爲「某事令我自亂陣腳」）等。所有這些俚語的用法，都是在形容由不同的神經傳導物質所引起的某些身體反應，但那些部位其實並沒有真的發生什麼病變。

然而，要是我們由於害怕改變，始終緊抱著某些對我們不好的事物，迫使潛意識一而再、再而三地發出警告，時日一久，即使是最健康的身體也終將顯現出惡果。這時候所產生的將會是「眞正的」病象；不過，一旦我們得到了教訓，它們也可能會再度迅速消失。

大多數的胃潰瘍、椎間盤突出症、慢性腹瀉、帶狀皰疹和皮膚刺激，都可以歸因於此；根據我個人的診療經驗，這種情況其實不到一週就會消退。前來我診所求助的患者，一旦學會聆聽自己的潛意識所發出的信號，沒有一個人不迅速地恢復健康。

因此，請你和家人省去經常性地看診，也不必一再緊急呼叫救護車。就算再照一次胃鏡或檢查一次心臟，也不會得出其他的結果。請你開始試著理解，你的潛意識一直以來到底想對你說些什麼；請你試著學習，有什麼技巧與練習可以幫助你的大腦，連帶地還有你的生活，重新回到常軌。

直覺與有意識理智之間的永恆爭鬥

恐慌發作往往是你的潛意識所施予的一項恩惠，因爲你出於對某種改變的害怕，已經在終會致病的生活條件中逗留太久了。也許你早已透過直覺知曉這一點，但理智卻一再試圖找些理由，讓你可以將已經延誤的改變，再繼續拖延一些時日。到了某個時候，你的潛意識不得不下手重一點，惡整你一番，好讓你終於能夠開始著手很久以前就該動手做的事。

因此，重點在於重新學著聆聽自己的直覺。然而，我們要怎樣才能分辨，某個決定到底是潛意識的決定（亦即所謂「肚子」的決定），還是理智的決定（亦即所謂「大腦」的決定）呢？這個問題比你想的還要簡單，因爲在這方面存在著一項清楚的指示：

肚子永遠不會提出理由，相反地，大腦卻總會這麼做。

如果肚子十分明確地對什麼事物說「不」，舉例來說，如果老闆要求你再加一點班，你的大腦多半會立刻開始爲此找理由：「啊，這也沒什麼，況且這是個能讓自己多賺點錢的好機會。」或者，它也可能會說：「換個工作也不會有什麼改變，其他的雇主不會比較好。」肚子則會說：「停，你需要休息！」但它不會提出任何理由來告訴你爲什麼。相反地，大腦則會爲你指出：「沒關係的，這點小事你還辦得到，如此一來，你下週就不用處理這些事情了。」

然而，由於你想要求取更好的績效，確實會工作過度，往往就將某些事情搞砸，你不但得要多花時間重做那些事情，有時甚至還得耗費更多時間和精力收拾爛攤子。一旦你走到了筋疲力竭的地步，心理就會自動爲你喊個必要的暫停，一般來說，都是藉由生一場病。即便你現在還無法完全相信，不過，事實是：

就算憑藉你那有意識的理智，你永遠也聰明不過透過直覺與你對話的潛意識。

因此，我給你的建議就是：別再與你的直覺背道而馳，因爲它心心念念的就只有一件事：盡可能給你最好的保護，盡可能阻止你走向錯誤的方向與蒙受傷害。

不過，侷限還是有的。健康的直覺只存在於那些焦慮突然出現的人身上。

舉例來說，某個人從前很喜歡開車，後來有一天在開車時，突如其來地第一次遭遇恐慌發作，從此以後，由於害怕再度發作，他就開始避免行經隧道或高速公路。

至於那些一直以來就害怕開車，也因而未考過駕照的人，情況則完全不同。這些人大多是因爲他們的鏡像神經元（mirror neuron）從小習得了某種過度焦慮的行爲，從而對大腦做了相應的設定。在這些人當中，有不少人還患有輕重不一的「社交恐懼症」（sociophobia；又名「社交焦慮症」〔social anxiety〕）。

在這種情況下，要完全擺脫焦慮和不安，多半需要更久的時間，因爲他們得要抹去陳年的思考模式，並以全新的思考模式取代。不過，只要正確且持續地應用本書所介紹的種種技巧，無數前來我診所求助的病患經驗顯示，這樣的過程多半不會超過四到六個月。

徹底進行了醫學檢查，卻一無所獲

如今，你對於自己的身體如何自行引發某些症狀，以及它爲何要這麼做，或許已經有點想法，那麼你應該明白，爲何人們在你身上找不到任何身體方面的病因。因爲根本就沒有！請你爲此感到高興，因爲藉助一些源自於大腦研究的「訣竅」（對此，後文還會做詳盡的說明），比起藉助藥物甚或手術，更能解決你的問題。

低估心理的力量，將心身症當成眞正的身體投訴來處理，這類情況比你認爲的更爲普遍。舉例來說，我的許多患者都會抱怨自己的血壓過高，其中有幾個人每天得要量血壓多次，更有不少人爲了降血壓，長年來一直在服用「β受體阻斷藥」（beta blockers）。

其中，光是爲了高血壓而焦慮，就足以讓血壓快速飆高。這類現象已經在醫學裡獲得充分的研究，人們將它稱爲「白袍高血壓」（white coat hypertension）或白袍症候群（white coat syndrome）③。之所以會取這樣的名字，是因爲許多人光是看到醫師所穿的白袍，就足以讓自己的血壓飆高。

類似的現象也會發生在另一些人身上，這些人只要一拿出血壓計，就會因爲擔心測量的結果，導致血壓立刻飆高。因此，我都會建議不妨做一個超過二十四小時的長時間血壓測量。如果測量的結果大部分都落在綠區，就應該認眞地跟自己的醫師討論如何逐漸停用β受體阻斷藥。如果你因爲錯誤的測量結果，經年累月地服用藥物，就長期而言，身體將會蒙受嚴重的傷害。如果高血壓的情況只是零星地分布在一天當中的幾個時段，就沒有理由非得立刻以服藥的方式來控制。

你肯定已經注意到了，我很重視以盡可能簡單明瞭的方式來爲你解釋，至今爲止在你的身體裡究竟發生了什麼事。我希望，你能再次爲自己的生活負起責任，而不是盲目地相信某些醫師或治療師的陳述。有時候，一個稍微健康的人類理智，就足以了解並非每個出於好意的建議都必然是有幫助的。

容我再次以高血壓爲例來說明。請想像一下，你必須爲一座花園澆水，但是你的水管不夠長，無法爲花園的每個角落提供水。這時你會怎麼做呢？以我爲例，我會稍微折一下水管，或是用大拇指壓住水管的出水口。如此一來，水管裡的水壓會立刻升高，讓水流得更快、噴得更遠。

你的身體所做的，其實也是如此！一旦你有壓力，它就曉得，現在你全身各處都需要更多的氧氣和養分。因此，你的動脈會緊縮，藉此讓血壓升高。這時，你的身體就會迅速獲得所有必要的供給，就連細胞燃燒所產生的廢物，也會被快速清理。

這一切全是身體的一種完全健康且有助益的反應。一旦壓力狀況解除，血壓也會跟著恢復正常。然而，如果你去干擾這樣的過程，例如藉助β受體阻斷藥降低血壓，身體必然會覺得有什麼不對勁，又要設法讓血液流得更快一點。更快的心跳是可能的選項之一。

就連血細胞分析，終歸只是一種一時的紀錄。你知道嗎？在短短兩分鐘之內，透過一項簡單的練習，你的血液數值就有可能產生重大的改變。社會心理學家艾美・柯蒂（Amy Cuddy）[4]與同事黛娜・卡尼（Dana Carney）、安迪・葉普（Andy Yap），共同發現了這一點。爲此，你不用做別的，只需要擺出一個所謂的「強而有力的姿勢」（power pose）即可。

你不妨試試看，輕輕鬆鬆地坐在一張辦公椅上，將雙手疊放在後腦勺，把雙腳抬放在辦公桌上。請你保持這樣的「老闆姿勢」至少兩分鐘，如果能夠保持五分鐘更好。在這段時間裡，可以測出你的睪固酮（testosterone）濃度會升高，壓力荷爾蒙皮質醇（cortisol；又稱「可體松」）則會顯著降低。就連你的冒險意願也會顯著提升；特別是對於恐慌發作的患者，這會是一項重要的好處。

往往一些非常簡單的動作，就能帶來關鍵的改變。像是聆聽自己的直覺、擺出一個強而有力的姿勢等。不要照單全收地服用那些草率開給你的藥物，不要把恐慌當成疾病，而只是以它眞正的作用來看待這樣的現象，將它視爲你那憂心忡忡的潛意識所施予的恩惠。

或許，你在短短幾週裡，也會像我的某位患者那樣重拾正常生活。她曾寫了一封很棒的信給我，我想在此引述其中的幾個段落。她寫道：

親愛的伯恩哈特先生：

我始終還難以相信，拜你的練習所賜，我得以多麼迅速地重拾一種沒有任何恐慌發作的生活。不僅如此，我現在甚至還能眞正地感謝我的恐慌發作！要是沒有它，或許我永遠不會去反思生活中不再順利運行的一切。直到我眞的完全不知所措，才找到了做出某些改變的勇氣。

回首過往，在數年前，或許我早該爲此痛下決心。時至今日，我常常會問自己，爲何我非得要等到心理送給我恐慌，才終於開始以渴望已久的方式生活。

從我們第一次的治療算起，至今差不多只有短短四個月的時間，可是我現在的狀態，是的，我的整個生活，遠比過去十五年還好！就連朋友們都在我身上察覺出了這樣的改變；他們簡直難以相信，次數這麼少的治療，居然可以達成這麼大的正面轉變。

我很好奇這趟旅程還會通往哪裡。這一生中，我頭一次不再對出現在面前的那些新任務和遭遇感到害怕。過去幾個月，我在這方面所獲取的種種經驗，簡直令人難以置信；我相信它們將幫助我愈來愈堅強！

感謝你爲我所做的一切，

妮可・W

這封來信令我十分欣慰。一種充滿輕鬆、愉快與自主的生活，只是因爲她再度將直覺視爲人類有史以來最棒且最聰明的顧問。

爲了讓你能盡快與高采烈地談論著自己的新生活，在本書接下來的篇章裡，除了被忽視的警告信號以外，我們還要將另外三種恐慌發作的可能成因，擺在放大鏡下仔細檢視。因爲，唯有當你確實找出造成焦慮症的所有原因，才能迅速地重新過一種充滿輕鬆與歡樂的生活。

本章摘要：為何你自覺有病，卻可能沒病？

十分了不起的喜劇演員兼醫師艾卡特・馮・希爾許豪森（Eckart von Hirschhausen），在某次的舞台表演中，講了一個沙漠裡的企鵝的故事。這隻值得同情的動物站在滾燙的沙漠裡，備受恐怖的炙熱所煎熬，彷彿再也無法憑藉自己的力量自救。牠那無法快速跑動的短腿、無法振翅高飛的雙翼，都沒有辦法盡快幫牠在什麼地方，找到可以救命的水源。這隻可憐的企鵝，世界這麼大，為何牠偏偏流落在沙漠裡？在那個地方，從現在到未來，牠永遠不會覺得好過。然而，有問題的，到底是覺得難過的企鵝，或只是不適合的環境？

你也曉得，這隻企鵝一切都正常，牠完全沒有毛病，牠只是不在適合自己的環境，不在有水的環境。因此，與其浪費幾週的時間胡思亂想，為何自己會困在沙漠裡，或是，現在有哪些藥物可以幫助自己，這隻動物現在唯一該問自己的問題是：我該如何盡快找到水？

你也一樣，你沒有生病，即便你覺得自己病了；你只是處在不適合自己的環境。也許你處在錯誤的工作裡，也許你處在錯誤的關係裡，又或許你處在錯誤的朋友圈裡。一旦你體認到這一點，並再度移往正確的環境，會再度感覺良好。

因此，讓我們在本章的最後總結一下，到目前為止你對於恐慌發作可能的成因已經有了哪些認識：

- 大多數的恐慌發作都是由於你太久不聽自己的直覺所引起。
- 直覺與有意識的思考之差別，在於直覺從不曾提出理由。如果你衡量某些理由，考慮自己究竟該不該做些什麼，那麼就再度落入了有意識的思考中，而未能利用潛意識那精確且聰明到令人難以置信的決定機制。
- 持續不斷負面地胡思亂想或鑽牛角尖，會讓大腦朝著這樣的方向日復一日地重新組織，最終導致一個人發展成焦慮症或憂鬱症。「蓄意的悲觀」長期下來會致病。

- 恐慌發作有時也會有身體方面的成因，但這些成因幾乎完全不會造成一種規律且反覆出現的恐慌症。這種情況總是可以歸咎於後續的胡思亂想。
- 神經傳導物質會引發焦慮症的身體症狀。你的身體和心理其實都沒有生病。你的心理只是想要透過這樣的方式告訴你，生活中有某些事情迫切地需要改變。

Kapitel 3

阻止由外來影響引起的焦慮症

許多外來的影響會引發焦慮症。某些藥物或毒品，一個不良的家庭或工作環境，還有在社會或朋友圈裡的發展。接下來，我們將一一審視所有的影響，因爲多種因素往往會互相影響。你愈清楚這些影響中有哪些在你身上造成了問題，就愈容易一步步地成功從自己的焦慮中解放。

目前已經證實，有不少物質確實會引起恐慌發作。像是抗憂鬱藥物，它們經常被荒謬地開給患者，藉以消除那些實際上往往是由藥物本身造成的症狀。此外，在思覺失調症的情況裡，患者服用的所謂抗精神病藥物，以及激素原甲狀腺素（Prohormone Thyroxine），都是引起焦慮和恐慌的可能成因之一；關於後者，我緊接著會做詳細說明。

不過，比起藥物，恐慌發作更常由毒品所引起。每一種毒品都會對大腦做些什麼，而這也是我們會去吸食這些東西的唯一原因。例如，麻醉劑乙醚（酒精），許多人就是看中它們令人興奮、飄飄欲仙的作用，也有許多人是看中它們令人麻痺、昏迷的作用，而這得要看一個人到底喝了多少。不過，有別於一般所認為的，酒精其實很少會造成焦慮症。然而，在其他毒品方面，倒是有很高的可能性，遲早會讓人恐慌發作。特別是人們在吸食大麻時會攝取的活性物質四氫大麻酚，還有像是簡稱"MDMA"的亞甲二氧甲基苯丙胺，以及古柯鹼，都在此處扮演了要角。此外，有「神奇蘑菇」之稱的賽洛西賓蕈類，還有目前氾濫於市場上的許多新型合成毒品，也都是引發焦慮症的成因。

要是你的第一次恐慌發作，是發生於吸食毒品後的四十八小時內，那麼你應該別再去碰這些東西。你的大腦不但對這些精神活性物質有了某種特定的經驗，還會將這樣的經驗以神經元的方式儲存起來。每次你繼續接觸毒品，都會再次積極地強化那些神經元的神經鍵（突觸），如此一來，就愈來愈有可能反覆出現令人不愉快的經驗。

在藥物方面，你同樣要小心處理，尤其是對於那些你覺得自己的恐慌發作或許可以歸因於它們的藥物。萬一有這樣的情況，請你務必和醫師深入地談一談，將你的顧慮告訴對方，請對方檢驗與評估一下你是否可以放棄服用那些藥物，或是考慮讓你改服哪些替代藥物。

無論在你身上引發焦慮或恐慌的是哪些物質，藉由消費這些精神活性物質，你的大腦已然形成了許多負面的連結。這些神經元網絡，並不會因為你再也不攝取某種特定的物質，就馬上消失。因此，除了放棄那些有害的物質以外，盡快地消除這些連結，同樣不可或缺。只可惜，你無法直接這麼做，而是要稍微繞個路。

這時候，你必須藉助特殊形式的心理訓練，積極地築起帶有正面資訊的新神經元通道。一旦這些通道強過了原本那些負面的連結，大腦就會賦予這些既新穎又良好的通道優先地位，至於那些既老舊又糟糕的通道，則會逐漸地瓦解。這在神經生物學上到底是怎樣運作，還有細胞更新在其中扮演了哪些角色，我將在第四章做詳盡的說明。

改變用藥

由於甲狀腺機能低下而必須終身服用激素原甲狀腺素的人，有很高的風險會發展成焦慮症。不過，幸好有替代性的用藥可以降低這樣的風險。有時候，除了四碘甲狀腺素（簡稱T4）之外，再攝取第二重要的甲狀腺激素——三碘甲狀腺素（簡稱T3），就會很有幫助。因此，下回當你為了甲狀腺問題前去就診時，除了四碘甲狀腺素的數值以外，務必也要確認三碘甲狀腺素的數值，因為對於你的健康而言，這項數值與經常測量的四碘甲狀腺素值，同樣重要。

另一種關閉與甲狀腺機能低下有關的恐慌發作的可能途徑是，捨棄合成的甲狀腺激素，改用天然的豬隻甲狀腺激素。對於我的不少患者來說，這正是成功的關鍵。由於天然的豬隻激素是比人工合成激素更寬廣的作用物質平台，在改變用藥後，除了可以明顯降低恐慌發作的發生機率，還有其他好處：我的一些患者表示，他們的睡眠情況明顯好轉，另一些患者的體重則稍微減輕了，並且明顯減少了情緒波動的情況。

遺憾的是，目前在德國僅有少數醫師對於這樣的改變用藥比較在行，此外，所需的藥物也必須從國外進口，價格頗爲昂貴。儘管如此，對於罹患橋本氏甲狀腺炎的患者而言，這是通往比較輕鬆且沒有焦慮的生活的另一條可能途徑。

我妻子丹妮耶拉（Daniela），多年前也被確診罹患橋本氏甲狀腺炎，她特別爲這類患者架設了一個網站，hilfe-bei-hashimoto.de。在那裡，除了與天然的甲狀腺激素有關的寶貴資訊外，你還可以找到一份醫師列表，這些醫師在改變用藥方面都頗有經驗，可以協助你開立適合的處方。

噁心、潮熱、暈眩，都是保護機制

人類的身體是一種大自然的神奇傑作。它擁有高度完善的保護及預警機制，終生都在留意著，不讓我們傷害自我。

如果我們吃錯了什麼東西，或是服用了無法負擔的藥物，它馬上就會用噁心、暈眩或潮熱來回應。我們會乾嘔與腹瀉，這些動作會進一步幫助我們盡快將那些傷害身體的物質排出。

然而，儘管大多數的人都能理解，錯誤的飲食、藥物濫用或吸食毒品，很快就會引發令人不舒服的身體反應，卻有許多人難以相信，當我們長期處在錯誤的工作裡，處在錯誤的關係中，或處在錯誤的生活環境裡，我們的心理會試著透過身體，以完全相似的症狀來警告我們。

在這裡起作用的生化過程，完全類似於中毒情況所發生的生化過程。無論現在我們是透過藥物、毒品，還是透過一再地不聽從直覺，讓身體遭受傷害，當潛在的危險性愈大時，我們的身體就愈可能利用所有能夠採取的手段，阻止我們去從事那樣的行爲。

對於各種不健康的接觸，包括身體的和心理的，我們都會藉助神經傳導物質與激素，以類似的症狀來反應，諸如噁心、胃痙攣、不舒適的溫感、暈眩、疼痛、感覺異常、心悸等。唯一的不同，在於心理所引發的警告，多半在剛開始時比較溫和，當它一再遭到忽視時，才會變得強烈，這有別於由物質所引發的警告信號，基本上這類信號能夠立刻被明顯察覺。

精神病藥物：詛咒多於恩賜？

抗憂鬱藥物

由於心理所引發的控訴往往十分強烈，因此有許多醫師與治療師認爲，唯有以藥物的方式支持患者再度回復心理的平衡，他們才能迅速地幫助那些患者。這也難怪抗憂鬱藥物會在全世界最常被開給的處方藥物中名列前茅。

這背後的思維就是，在那些飽受憂鬱或焦慮所苦的人的大腦裡，可以使用的血清素和去甲基腎上腺素太少。這些神經傳導物質被認爲是：我們之所以能夠眞正感受到快樂與輕鬆，全得仰仗它們。因此，抗憂鬱藥物的任務就是：促使這些神經傳導物質能夠再次被製造出更多。

理論大致是如此。不過，實際上又是如何呢？在前來診所求助的患者中，有一大堆人曾經告訴我，在一次住院期間，他們就服用了多達五種不同的抗憂鬱藥物，因爲沒有任何一種顯現出所希望的效果。有位患者將這種情況形容成「在黑暗中摸索」，藉此，或許能夠瞎貓碰到死耗子地發現某種可以稍微緩解症狀的作用物質。

如果翻閱一下這方面的一些最新研究，這種說法其實不足爲奇。在美國賓州大學，傑．福尼耶（Jay Fournier）⑤藉由評價六個不同的研究，明確地證實了，唯有在憂鬱症最嚴重的情況裡，抗憂鬱藥物才會顯現出可以測量的效用。如果我們觀察一下所有利用這類藥物進行治療的患者，其中大約只有二十五％的患者會顯現正面的效果，其他將近七十五％的患者則完全感受不到任何正面效果，卻很有可能蒙受許多令人不舒服的副作用。

換言之，抗憂鬱藥物未能擊中問題之所在，也就是大腦裡的那些神經元連結。事實上，它們只是處理了神經傳導物質的平衡，希望藉此能讓你較少感受到那些帶給你負擔的事情。這就好比你有一部冷卻水系統有裂縫的汽車，你不去修理那個裂縫，反而日復一日地添加冷卻水，好讓你的引擎不會壞掉，然而，隨著時間過去，那個裂縫卻愈來愈大，你的續行里程也跟著愈來愈短，因爲你得要不斷地停車，一再地添加冷卻水。

徹底地把裂縫修好，而非只是頭痛醫頭、腳痛醫腳地，一再添加冷卻水，這樣的作法當然比較明智，焦慮症的情況也是一樣。在這方面，藉助某些練習，使大腦產生結構性的改變，能讓焦慮症止於它們所產生的地方，也就是止於你的大腦自動化思考過程，同樣也會比較明智。對抗焦慮的那些藥物，無非就像是不斷添加的那些冷卻水。它們頂多只能稍微拖延一下必要的修理，卻解決不了問題。

順道一提，關於抗憂鬱藥物這項主題，近年來，對於這些藥物是否真能兌現製藥產業所承諾的療效，就連在學界也掀起了質疑的聲浪。一些著名的美國製藥大廠已經被判賠數十億美元的罰款，因爲它們爲了推銷藥品而刻意散布關於抗憂鬱藥物與抗精神病藥物的不實療效。後者在焦慮症的情況同樣經常被開給，雖然這方面的用藥始終充滿了爭議。

此外，自二〇〇五年起，在美國，所有抗憂鬱藥物的外包裝，都必須加上醒目的警語，提醒服用者，服用該藥物，特別是在年輕患者身上，會提高自殺的風險。在德國，雖然在香菸的外包裝上，同樣有如此重要且醒目的警示，但在藥品的外包裝上卻一直付之闕如，這一點我始終百思不得其解！讀者們如果想要更進一步了解關於抗憂鬱藥物所具有的真正風險，不妨前往我們的網站，點選「延伸閱讀」（Buchtipps），就能找到幾本關於這項主題的有趣書籍。

強效鎮靜劑（苯二氮草類藥物）

在與焦慮症作戰方面，除了抗憂鬱藥物以外，具有高度成癮風險的鎮靜劑，所謂的「苯二氮草類藥物」（Benzodiazepines，簡稱 BZDs，又稱「苯二氮平」），也是經常被動用的武器。

目前在市場上含有這類成分的不同藥物約有二十多種，在我的治療工作中，則以「地西泮」（Diazepam，著名商品名稱有“Valium”®）與「蘿拉西泮」（Lorazepam，著名商品名稱有“Tavor”®）這兩種最爲常見。後者在奧地利與瑞士則是以“Temesta”®這個商品名稱販售。這些藥物的藥效十分迅速，多半在短短二十分鐘內，就能發揮消除焦慮與促進放鬆的作用。這對於焦慮症患者來說有著巨大的風險，因爲他們往往太快就動用這類藥物。

然而，不幸的是，在經過十四天規律地服用後，就會造成身體對於這些藥物的依賴。而一旦有了苯二氮草類藥物的癮，驟然停藥將會導致嚴重的脫癮症狀，這也就是爲何最好完全不要使用這類藥物，或是只在非常緊急的情況下才使用。苯二氮草類藥物只能緩和焦慮，就如同抗憂鬱藥物，一樣無法解決眞正的問題。如果我們再觀察一下可能的副作用清單，我會這麼說：對於焦慮和恐慌的患者而言，在大多數的情況裡，與其說精神病藥物是一種恩賜，不如說是一種詛咒。還有一點很重要，我非提不可：

如果你已經在服用精神病藥物，請千萬不要犯了自己貿然停用這些藥物的錯。

你的身體在某些情況下已經對於用藥產生習慣，貿然停藥會引發激烈的反應。因此，請你只在與醫師磋商及其監控下，慢慢地、一步步地減少這些用藥，也就是說，你必須小心謹慎地長時間持續減少劑量。最理想的情況莫過於，當你已經成功地執行了本書介紹的各種練習幾週後，再度覺得內心強韌，且有自信可以輕易克服戒除藥物這件事，再開始逐步地停止用藥。

健康之鑰：自我負責與自我價值感

開啓健康之門的鑰匙就在你的身上，因爲唯有你能對自己的生命負責。無論是社會、醫師，甚至是你的家人，都沒有權力擔任最後的審核，決定你該做些什麼和不該做些什麼。

沒有人能夠強迫你，吃下那些不適合你的東西；沒有人能夠強迫你，留在你再也不覺得愉快的一段關係；沒有人能夠要求你，繼續從事一份日復一日讓你感到不幸的工作；沒有人能夠把你拴在一個你無權得到愛與尊敬的環境裡。沒有人能夠做這些事情，除了你自己！

然而，這裡的重點並不在於將你的現況歸咎於自己，事實上，我只是想要爲你指出一條遠離焦慮與不安的出路，好讓你一勞永逸地終結自己的苦難生活。然而，若要跨出通往一種自由且輕鬆的生活這一步，唯有當你願意重新擔起對自己的生活所負的責任，才有可能。

此外，將對於改變的恐懼拋在腦後，也是不可或缺的，因爲正是這份恐懼，使得許多人一直逗留在自己無法承受的生活環境裡。然而，這其實是不必要的。在本書接下來的篇章裡，你將會認識許多對策，藉助它們，進行改變不但可以變得簡單，甚至還能爲你帶來眞正的樂趣。揭露錯誤的信念，換言之，認識那些你日復一日用來欺騙自己的謊言，是這些對策的其中之一。說到這裡，我想跟你分享一個小故事：

一位來自德國北部的女性患者桃樂絲曾經到我的診所求助。桃樂絲曾在一家大型物業管理公司任職多年。一開始，她和另一位女同事共同管理大約三百二十間房屋。那位女同事因懷孕而辭職後，公司居然沒有調整組織或工作量，導致桃樂絲必須獨自負責原本由兩個人共同分擔的那些工作。

不僅如此，她在這家公司待了九年，所負責管理的房屋還逐漸增加到五百多間，所有承租人的大大小小各種問題，自始至終都是由她來處理。

她的老闆始終拒絕再多雇一名員工，畢竟就算只有桃樂絲一人，所有事情都能順利搞定。然而，他其實刻意忽視了，桃樂絲爲了勝任自己的工作，在週末時還得把文件帶回家處理，這種情況已經完全成爲常態。

她的婚姻愈來愈受工作所影響，就連與成長中的女兒及僅存的幾位好友之間的關係，也變得愈來愈糟，因爲在僅剩的一點空閒時間裡，她沒有任何氣力可好好地維持自己的人際關係。

當恐慌發作彷彿從天而降那般突然發生在桃樂絲身上時，她才總算領悟自己必須有所改變。最終，她決定前來我在柏林的診所求助。在她一五一十地向我陳述了自己的情況後，我問她，在這樣的處境下，她爲何不在多年前就乾脆換個工作？

她的回答猶如子彈射出般迅速地脫口而出：「這沒有你想得那麼容易，我已經四十九歲，到了這樣的年紀，新工作不是說找就找得到。此外，我的薪水還算不錯。像我這樣的學歷，到別的地方，恐怕不容易很快就能再領到跟現在一樣多的錢。況且，外頭還有許多迫切想要求職的年輕人在等著，他們很願意領低得多的薪水。」

接著，我問桃樂絲，爲什麼她會那麼肯定？她是否眞的到別的地方求職過？她當然沒有這麼做過，因爲，很可悲地，她始終都深信自己跟我說的那些理由，確實就是對的。

於是，我請她進行一場頭腦體操，讓她站在某位可能的新雇主的立場，譬如某家物業管理公司的老闆，設想一下，她可能比較想要雇用誰？

一位是現年四十九歲，具有豐富的工作經驗，九年來獨自管理著五百多間房屋，在長年處理各種房客與住屋問題下，培養出足以勝任這樣一份困難工作所不可或缺的自信與能力。

另一位則是現年二十八歲、比較年輕，卻沒有足夠工作經驗的菜鳥；要她去搞定某位脾氣古怪、年紀大到足以當她父親的老房客，簡直是強人所難；至今爲止，她還是很任性、很孩子氣，隨時都有可能因爲一個未能實現的兒時夢想而立馬走人。

漸漸地，桃樂絲開始明白，她所認爲的那些缺點，在勞動市場上其實是巨大的優點。就在同一個星期裡，她主動向另外兩家物業管理公司寄出了求職信，那兩家公司都想雇用她。由於她暫時尚未辭職，因此可以好整以暇地與那兩家公司談判自己的薪水和工作量。三個月之後，她終於跳槽。

從那時起，她的恐慌發作就自動消失了。而且，她只要管理一百八十間房屋，再也不是五百多間，至於她的薪水，也增加了四百五十歐元。她的週末總算再度有空，不僅如此，她每天上班的路途甚至可以少花十五分鐘。這是多麼棒的一個結果，一切就只是因爲桃樂絲願意認眞地檢視一下，她那些自我設限的想法所具有的眞實性。令人惋惜的是，她先前平白浪費掉的每一個月，只因爲她無法早一點做出改變的決定。

像這樣的故事，我幾乎每天都會在診所裡聽見。人們總是說服自己相信同樣的事情，從不去質疑那最初的想法是否與實情相符。這方面的相關研究顯示，我們每天都會對自己說大約七十次謊，主要是透過那些我們不加思索、全盤接受的錯誤想法。我們總是以爲，這些想法是在幫助我們，殊不知，每個錯誤想法都對我們的生活與健康帶來了負面的影響。

有些人從小開始就一直是用這樣的方式來思考，因爲他們在自己的原生家庭裡日復一日受到那樣的情況所薰陶，對於這樣的人來說，學習與訓練一套逆轉程式，將會很有幫助。在《一念之轉：四句話改變你的人生》（*Loving*

What is: Four Questions that Can Change Your Life）⑥這本書裡，美國暢銷作家拜倫・凱蒂（Byron Katie）曾提出一套逆轉程式，因此我在治療的過程中經常推薦許多患者去讀一讀這本書。藉助書中所提到的一些提問技巧與練習，你便可以輕易地揭露那些對每日生活造成許多不必要負擔的大大小小謊言。此外，隨著時間過去，你將會發現愈來愈多的機會，並能好好利用這些機會，如此一來，你的大腦裡很快就不再有造成不必要的焦慮或恐慌的自動機制，你將再度成爲一位積極且自信的幸福鍛造師，重新打造出屬於自己的幸福。

講了這麼多，我們都還在「自我負責」的部分打轉，不過，「自我價值感」方面又是如何呢？到底是什麼原因，會讓一個人一再地吸食毒品，藉以讓自己脫離現實？爲何有數以百萬計的人，只爲了能夠繼續「正常運作」，而日復一日地試圖藉助藥物讓自己重回「正軌」？爲何有許多人爲了自己的失意，夜夜抱著酒瓶酩酊大醉？為何有許多人會藉助瘋狂消費來麻痺自己，儘管他們早已知道圍繞在身邊的所有東西，都無法消除自己經常感受到的孤獨與空虛？

一個人怎麼會培養出如此羸弱的自我價值感？

那些已然擁有健全的自我價值感的人，又做了哪些不一樣的事情呢？童年時的遭遇必然會在這上面發揮某種影響。然而，這股影響卻不如長年以來人們所認為的那般強烈。一系列最新的相關研究證明，就算我們上了年紀，對自己的行為模式還是有很大的影響力，對於我們的自我價值感也是一樣。

一切都得從我們誠實地面對自己開始。

對於自己長年經營的這個生活，我們是否真的覺得幸福？或者，我們早已錯過了那個該翻頁的點？我們是否長年以來耽溺於某個早已表明是一場噩夢的夢境，卻始終不想承認這一點？或許，那是一份曾經如美夢般的工作，如今卻完全成了一場噩夢。我們是否還要繼續日復一日地走向這個地獄，只因爲前去那裡上班的路途短得如此宜人，或只是因爲當初我們好不容易才爭取到這份工作？

或許，那是一個曾經如美夢般的伴侶，但如今我們和對方早已不再彼此相愛，只是由於孩子的緣故，才勉強在一起。每個有小孩的人應該都很清楚，小孩會模仿我們的行爲，不管那是不是我們所願。然而，如果我們一直逗留在一段再也無法從中感受到幸福的關係裡，又會帶給子女什麼呢？

「親愛的孩子，如果有朝一日你自己有了子女，很遺憾地，你就不可以跟配偶分開，無論你和對方在一起時有多麼不幸。一直要到所有子女完成學業或離家獨立，你才有權去追求屬於自己的人生！」

難道這會是你想勸告孩子的話嗎？不是？那麼爲何你要如此勸告自己，以此做爲孩子的榜樣呢？難道你眞的希望，孩子在日後也蒙受和你一樣的苦難嗎？

也許上述這些確實不是你的情況。那麼，那或許是你所身處的環境，譬如，你非得購置一間房產不可，可是在此同時，家裡的氣氛卻愈來愈糟。或者，也有可能是你再也提不起同樣的興致去參與的朋友圈。

在至今前來我診所求助的所有患者中，超過七〇%患者的焦慮症，都可以歸因於這三大問題範疇之一，也就是：**關係、職業或個人的周遭環境**。換言之，在所有的案例中，有七成都值得誠實地檢視一下，自己至今爲止所獲得的人生果實，藉以看清一個遲延已久的改變會不會就是問題的解答。

在第四章，我將一步步地爲你指出，該如何找到不可或缺的改變所需要的力量。還有，你可以做些什麼，好讓自己日後別再犯同樣的錯。請別擔心，沒有人會要求你現在就一步到位。邁向健康的道路是溫和的，是由許多穩健的小步伐所構成。一切都是從做一些有所不同的事開始。你是否還記得，在本書的開頭之處，我曾引用過愛因斯坦的那句名言？

「瘋狂最單純的形式就是，一切照舊，卻同時希望情況會有所改變。」

美國傳奇企業家亨利．福特（Henry Ford）則用以下這句名言，更直白地道出了事情的重點：

「喜歡它，離開它或改變它。」

換言之，情況總是有三種可能：**喜歡某種情況**、**離開某種情況或改變某種情況**。爲此，首先請你再度把自己看成是充滿價値的。唯有當你再度過得好，唯有當你再度疼愛自己，才能成爲你的家庭和朋友的力量來源。唯有當你打從心裡感覺良好，才能爲你的公司貢獻珍貴的勞動力與靈感。

請你找一找，若要重新感到幸福，什麼是你眞正需要的。這時所關乎的，並非他人對你有何期待，而是你想要什麼。我們可以說，這是一種「健康的自私」。別忘了，唯有充滿電量的電池，才能提供強大的電力，電力耗盡的電池是幫不了任何人的。

以快樂與輕鬆，取代刺激與麻醉

你最好在今天之內就列出一張喜歡做的事情清單。散步、游泳、繪畫、閱讀、和朋友一起烤肉、跳舞、聽音樂或自己彈奏音樂，無論是什麼，只要它帶給你快樂或能夠讓你快樂，就把它寫下來。所有寫在這張清單上的事情，都能幫助你重新儲備能量。也許你現在會想，說得好聽，但是我哪來的時間做這些事情呢？我該做的事情都已經做不完了。

這種想法就好比是，你帶了一支電池電量不足的手電筒，走在一條黑暗的隧道裡，從頭到尾都在說服自己，你實在沒有時間準備充滿電量的電池。然而，直到電池完全沒電，你整個人陷於伸手不見五指的漆黑裡，迷失方向的你只能依靠觸摸冰冷的牆，試著尋找出路，這時你才會痛苦地體認到，自己把優先順序設錯了。

如果你肯花點時間，及時準備好充足的電源，接下來或許就能以快上兩倍的速度通過這條隧道。因爲一支電量充足的手電筒可以把路照得更亮，讓你可以更快且更輕鬆地通過隧道。

或許你現在還是和我的許多患者一樣，無法馬上想出很多眞正能爲自己帶來快樂的事情。不過，如果我反問，他們再也沒有興致做些什麼事情，他們的大腦馬上就會傳送資訊過來。在你的情況裡，這是完全正常的，不必爲此感到不安。畢竟，你的大腦在辨識「什麼是你『不』想要」的方面，訓練得要比辨識「什麼對你有益」來得好。

你不妨想像一下，有位年輕人長年來只用啞鈴鍛鍊自己的左臂，卻幾乎完全不使用右臂，儘管他的右臂也是健全的。於是，他的一隻手臂的肌肉愈來愈發達，另一隻手臂卻愈來愈瘦弱。時至今日，他的左臂隨時都能輕鬆地舉起五十公斤重的東西，但他的右臂卻連舉個五公斤重的東西都很勉強。

在你看來，這位年輕人應該怎麼做，才能迅速消弭這樣的不平衡？沒錯，改成訓練右臂，並且盡可能讓左臂多休息。正如我們不太可能藉由使勁地訓練肌肉，來達到消除肌肉的目的，我們也不太可能藉由一直在問題上打轉，來解決問題。說得更明白一點，你只能在有所欠缺的地方下工夫，也就是，在你缺乏肌肉或神經元網絡之處。

如果這位年輕人表示：「但我無法訓練右臂，它實在太虛弱了，難道我還是不能用左臂，這樣子會輕鬆許多？」你或許會正確地回答他：「正因如此，你才應該訓練右臂，如果能夠先堅持一段時間，你將會發現右臂的能力很快就有所提升。」

這正是我想給你的勸告，堅持下去，花幾週的時間訓練你的大腦，它很快就會轉變成一個能夠再度感受到幸福、輕鬆和快樂的器官。當然，一開始，比起用酒精或藥物麻醉自己，這絕對會辛苦許多，但這樣的辛苦是值得的。在我的所有患者中，絕大多數的人只要每天進行一次二十分鐘的心理訓練，就足以在短短的六週內培養出一種全新的生活態度。在如此強健的情況下，你就再度有辦法辨別出，哪些外在的影響決定性地造成了你的焦慮症，進而能夠一步步成功地擺脫這些影響。

本章摘要：迅速阻止由外來影響造成的恐慌發作

- 有一大堆的毒品都會引起恐慌發作。一旦你對某種物質會以恐慌發作來回應，請你無論如何都要避免接觸那種物質。
- 衆所周知，有些藥物會導致恐慌發作。在用藥方面，總是會有替代選項。因此，請你與自己的醫師針對這類情況商談一下，若有必要，不妨另尋熟悉這種問題的醫師。
- 如果你目前已在服用精神病藥物，請你「千萬不要」自行貿然停藥，應該要在醫師的監控下逐步減量，慢慢地停止用藥。
- 唯有你能對自己的人生負責。人生苦短，不該無謂地蹉跎在惡劣的關係上、消磨在糟糕的工作上，或是浪費在你無法獲得尊敬與愛的生活環境裡。請你學著遵循以下這句格言來經營自己的人生：「**喜歡它，離開它或改變它**。」
- 唯有充滿電量的電池才能提供充足的電力。因此，「健康的自私」是我們能夠以伴侶、父母或勞動力的身分，貢獻一己之力的前提。

- 我們所要做的並不是甩掉焦慮，而是讓自己再度被有益於自己的人、事、物所圍繞。一旦你這麼做，焦慮就會如同它來時那麼快地消失。

Kapitel 4

逆轉被誤導的大腦自動機制

焦慮症幾乎總能歸因於某種被誤導的大腦自動機制，因爲如今已經證實，焦慮是一種習得的行爲。

值得慶幸的是，感謝現代的大腦研究，我們獲得了一系列的新知，了解大腦是如何儲存這些行爲模式。感謝這些新知，讓我們得以在過去的幾年裡發展出一套逆轉程式，藉助這樣的程式，我們可以在短短幾週內，「荒廢掉」某種習得的行爲。即便你在目前的處境中難以想像這樣的事，因爲你或許早已向許多醫師或治療師求助過，對你的幫助卻極其有限。藉助本章詳細介紹的一套特殊心理訓練，還有在第五章等待著你的各種止住焦慮的技巧，絕大多數的焦慮症都能在短短的六到十二週裡完全消失。

焦慮是一種習得的行為

請你想像一下，有個一歲大的孩子坐在某個房間的中央玩積木。他的母親就坐在房間的角落，輕鬆地在一旁看著他。突然間，有一隻孩子不認識的大狗跑進這個房間，慢慢地靠近他。這個孩子一見到這隻狗，所做的第一件事情就是看看自己的母親。這時候，並非這個狀況本身，而是母親的態度，決定了這個孩子會害怕那隻動物，還是會好奇地摸摸那隻動物。如果這個孩子在母親的臉上看到了惶恐，他馬上就會接收到它，很快地哭了起來。然而，如果他看到的是一個滿臉笑容、一派輕鬆的母親，就代表著那隻狗不會造成任何危險，相對地，他也可以毫無問題地觸摸牠、探索牠。

負責這個過程的是所謂的「鏡像神經元」。我們每個人身上都具備這種神經元。從小時候起，它們就會幫助我們反映照顧者的行爲，並且透過這樣的方式直觀地學習，什麼對我們是好的，以及什麼對我們是不好的。這也就是爲何那些在一個經常可以和狗一起玩耍的家庭裡長大的孩子，極少會罹患恐犬症（cynophobia）。

人類只有兩種原始的恐懼，它們是透過遺傳與生俱來的。一種是對於巨大高度的恐懼，另一種則是對於巨大噪音的恐懼。至於所有其他的恐懼，都是一種經年累月習得的行爲，其中有不少都是在剛出生的六個月內，就已經完成學習。

在神經元的層次上，「學習」代表著我們產生了足夠大量的神經突觸，促使某種行爲可以自動運行。因此，如果父母顯露出害怕改變的行爲模式，孩子對於類似的行爲模式，往往也會具有一種根深柢固的恐懼。舉例來說，有些父母非常害怕任何改變，於是他們長年都從事著一份滿足不了自己的工作，或者，他們可能只是由於子女的緣故，才勉強繼續在一起，儘管他們的婚姻早已是一種沒有愛的目的的共同體。其中，孩子從小就可能透過他們的鏡像神經元習得某種行爲模式，進而以神經元的方式一再地將這樣的模式儲存起來。

然而，對於所習得的某些事情，人們同樣也可以再度將它們「荒廢」。沒有人可以強迫你，繼續複製某種行爲，致使你無法實現想要擁有的人生。感謝現代的大腦研究，如今已有一系列的技巧可以在這個過程中幫助你。只不過目前這些技巧太少獲得應用，因此總是有許許多多的焦慮症患者，甚至就連治療師也一樣，錯誤地認爲：要從焦慮和恐慌中解放出來，是一件極爲困難的事。

爲何標準治療所造成的傷害多於幫助？

我們在一九七○、八○和九○年代所相信的關於大腦的許多知識，如今都被證明是錯誤的，在科學上遭到了反駁。然而，愚蠢的是，許多至今仍被奉爲圭臬的治療方式，若不是在那個時代，就是在更早的時代裡所發展出來的。這也難怪許多長年接受那些治療方法的人，直到現在依然深受恐慌發作所苦。

一直到一九九○年代中期，人們都深信，一個成年人的大腦不會再有什麼了不起的改變。不過，感謝艾瑞克．坎德爾教授與其他一些偉大的科學家，如今我們知道情況正好相反。事實上，大腦會持續地改變，它會日復一日地根據它被使用的方式進行調整。舉例來說，有一個針對倫敦地區的計程車司機所做的研究顯示⑦，在這些人的大腦裡，負責方位定向的區塊，相較於在辦公室裡工作的人，明顯大了許多。

人們將大腦的這種能力稱爲「神經可塑性」（neuro-plasticity）。然而，目前在德國，保險公司願意給付的焦慮症治療方法，幾乎全是在不相信大腦具有這種改變能力的那個時代裡所發展出來的。這些方法大多已出現三十到六十年，至於精神分析這種方法，甚至已經有一百二十年的歷史了。因此，許多傳統的治療方法，都是奠基於這樣的信念：一旦我們長大成人，大腦或多或少就會定型，到了某個年紀之後，就再也不會眞的有什麼改變。

在這種情況下，我們還能指望至今爲止的標準治療方法可帶來多大的療效呢？這就好比有一位造船的工匠，至今爲止只知道水是結凍的表面，進而據此研發出許多不同的船型。在你看來，一旦夏季來臨，冰塊突然融化，他所建造的船隻能夠在水上漂浮得多好呢？

正如計程車司機的大腦裡的特定區塊有著明顯可見的增大現象，你的大腦也是這樣日復一日地回應它被使用的方式。你是否經年累月地操心、煩憂？相較於讚美，你是否會更快地將批評脫口而出？你是否從小開始就被教育成「蓄意的悲觀」？如果是這樣，你的大腦在「找問題」方面，就會比在「找機會」方面來得更有效率。相較於想出一個能夠實現某個夢想的點子，它會更快找出爲何某個夢想無法被實現的理由。事實上，並非問題多於答案，只是因爲你的大腦被訓練成比較擅於只看問題，而忽略答案。

一顆在焦慮方面受到了夠久訓練的大腦，遲早會發展出焦慮症或憂鬱症。然而，如果一個人可以朝焦慮和恐慌的方向訓練自己的大腦，必然也可以讓它朝輕鬆和愉悅的方向改變。事實上，如今的確存在著這樣的技巧，藉助它們，在短短幾週之內，就能實現某種「重新編寫程式」。有一句流行於大腦研究者之間的話是這麼說的：「**同時啓動的神經元會連結在一起**。」

藉助一套最新發展出的心理訓練（關於這套訓練，在後面的篇章裡會有更詳細的介紹），目前已經可以做到，讓大腦裡的大量神經突觸同時發射出正向的資訊，促使它們相互連結，進而在大腦裡形成一條新的正向資訊高速公路。

大腦裡的這個新網絡愈是強韌，正面的想法就會愈常自動地在你的大腦裡通行，至於那些焦慮和恐慌的想法，則會逐漸變得愈來愈少。一旦你能正向地思考，多於在焦慮和恐慌中打滾，持續至少三週之久，身體也會跟著開始積極地協助你，去克服焦慮和恐慌。因爲從這時起，細胞更新的法則不再是對抗你，而是幫助你。

另有一句同樣流行於大腦研究者之間的話是這麼說的：「**用進廢退**。」正如未被經常運動到的肌纖維細胞必然會退化，只要你訓練那些肌肉，它們必然會增長且變得更爲強健。在大腦裡，只要持續較長一段時間，不再使用那些儲存焦慮和恐慌的神經突觸連結，它們同樣也會逐漸退化，相反地，如果你一直圍繞在焦慮和恐慌的議題上打轉，就會以神經元的方式促使焦慮和恐慌更擴散。

也許你現在已經可以猜想到，爲何許多標準療法無謂地浪費了許多時間，卻始終無法徹底幫助焦慮症患者重拾輕鬆和自在。一方面，在團體治療、暴露療法和經常性地談論焦慮與恐慌之下，原本在神經元方面應該被消弭的東西，反而會變得愈來愈強固。另一方面，那些輔助的放鬆技巧，例如氣功、漸進的肌肉放鬆和自律訓練（autogenic training）等，其實「只」能帶給患者些許的平靜，卻幾乎無法對焦慮和恐慌的神經元基礎造成任何改變。就連經常爲人所應用的呼吸技巧，很遺憾地，同樣對迅速逆轉不良的大腦自動機制無能爲力。長期而言，我們只能在焦慮和恐慌形成之處關閉它，也就是在大腦的神經元結構裡。

儘管提出了上述的許多批評，我還是想要舉出某些值得嘉許的例外。無論是在認知行爲療法（cognitive behavioral therapy, CBT）、接納與承諾療法（acceptance and commitment therapy, ACT）、焦點解決療法（solution-focused brief therapy, SFBT），還是在「催眠療法」（hypnotherapy）方面，都有一些很好的技巧，我在每天的治療工作中也經常應用它們。

只不過，我只利用那些能對大腦的神經可塑性明顯給予正向刺激的部分。正是在這一點，我和其他許多同行有著關鍵性的差異。他們絕大多數都做得非常好，只不過他們所運用的某些方法，在患者的焦慮症已經嚴重到某種程度時，多半會讓患者的大腦編織出負面的網絡，從而導致治療成效被大打折扣。所謂的暴露療法，正是這方面的一個例子。

暴露療法

在暴露療法（德文稱爲「對抗療法」〔Konfrontationstherapie〕）方面，雖然在你的大腦裡也會形成許多神經元連結，不過，令人遺憾的是，它們絕大多數都是朝著錯誤的方向。爲何如此呢？在進行暴露療法的過程中，治療師會陪伴與引導你進入某種你特別害怕的情況裡。你要藉此來學習自己的恐懼是沒有理由的，畢竟你在那個情況裡存活下來。你愈常用那些痛苦來折磨自己，焦慮或恐懼就會愈來愈「鈍化」，這種療法的基本構想便是如此。

然而，這套方法的效果卻很有限，而且只在非常初期的焦慮症才能發揮作用。一般來說，藉助這種暴露療法，有八成患者的焦慮或恐慌情況反而會加劇。那是因為患者雖然在理智層面上，學習到那些令自己焦慮或恐慌的情況並不會把自己害死，但另一方面，他們也扎扎實實地經歷了焦慮和恐慌，並經受了逃離的想法。

由於每個想法都會以神經元的方式在大腦裡編織成網絡，當這些想法賴以為基礎的情緒愈強烈時，那些網絡就會跟著愈有效率。因此，每回當你進行暴露療法時，除了數百個正向神經突觸以外，還會形成數以千計的負向神經元連結。

因此，先在某個比較安全的環境裡讓大腦重新編寫程式，接著在完全放鬆的前提下體驗，你就可以在不會產生焦慮或恐慌的情況下做所有事情，這是比較明智的作法。至於實際上該怎麼做，我將從第四章開始詳細說明。

精神分析

在精神分析方面，對焦慮症患者造成的負面影響，可能更明顯。因爲對於童年所進行的一切挖掘，基本上就只有一個目的，那就是：找出那個早年所留下的創傷，那個該爲身爲成年人的我們所產生的某個或某些心理問題負責的創傷。

兒時的經歷，對於我們的人格形成及餘生，具有某種影響，這一點是無可爭議的。然而，這樣的影響早已不如過去很長一段時間人們所以爲的那麼重要。**我們的基因、日後身處的社會環境、產前發育**（亦即我們在母親的肚子裡已經參與過的一切），**與兒時的經歷一樣重要**。

如今我們曉得，上述四種因素至少要有兩種格外不利，才會對日後的人生造成可觀的後果。至於那些後果會有多麼強烈，在很大的程度上又取決於其餘的因素有多麼有利或不利。舉例來說，一個良好的朋友圈或一位善良的姑媽，或許就能大舉抵銷不良的基因或無知的父母所可能造成的傷害。

即便一個人對於醫學或心理學毫無概念，健全的人類理智其實就足以讓一個人了解，精神分析單純聚焦於某個童年時期的創傷經歷，這必然會是一條錯誤的途徑。

如果童年時期的負面經驗，確實導致我們在日後產生各式各樣的精神障礙，那麼所有經歷過第一次或第二次世界大戰的孩子們，必然都具有嚴重扭曲的人格。因爲幾乎沒有比必須長年忍受殺戮、強暴、轟炸、逃難與飢餓，更嚴重的創傷。奇怪的是，特別是這兩個世代的人，不論是在身體或心理方面，都格外地堅強。

事實上，實情似乎是，在一個人的成熟過程中，童年時期所遭逢的某些困難，對於他的心靈具有一定程度的幫助。如果你到書店稍微瀏覽一下那些眞正傑出人物的自傳，你會發現，他們之中幾乎每個人都有困難的童年。不過，請你不要誤會，在此我並不是要呼籲你，刻意讓你的孩子在人生路途中嚐點不必要的苦頭。請你相信我，在這方面，無論是我們的教育體系，還是現今的社會，都已經提供了足夠的障礙。

如果我們在童年時期有過不好的經驗，而且我們的心理認爲，忘記這些經驗對我們比較好，那麼就應該保持這樣。在此，我想再次引用喜劇演員兼醫師的艾卡特．馮．希爾許豪森的話，他曾在某次舞台表演中巧妙地點出：「也許童年是一堆屎。不過，試問，把一盆屎放在我們的大腿上攪和兩年，能得到什麼呢？我們不會從裡頭找到什麼黃金，它們終究還是一堆屎！」

潛意識的主要任務之一就是保護我們。在這個過程中，它會像電腦的掃毒程式那樣執行工作。它會不斷地檢查所有輸入的資訊，看看它們究竟是對我們有益，抑或對我們有害。一旦這套程式發現了一個它無法刪除的病毒，它就會把病毒打包起來，送進隔離區。雖然那個病毒依然還是存在於電腦裡，卻不會再造成損害，因爲我們不會再直接動到它。這時候，我們唯一可以犯的錯，就是將那個病毒從隔離區再次取出，以便好好地、仔仔細細地觀察它一番。這也正是精神分析在做的事。

我們之所以在某些情況下再也不能或不想回憶起兒時的某些事情，其實有很好的理由；否則，那極有效率的潛意識，早就會爲我們奉上這些知識。

在我看來，所有的精神分析總是得出同樣的結果：「錯在你的父母！」可是，事到如今，這項知識眞的能對你有什麼進一步的幫助嗎？也許你現在很惱怒父母，因爲他們毀了你的人生。然而，如此一來，我們也必須繼續困在精神分析的邏輯裡，於是你的父母也跟著有了世上最好的藉口。也就是說，他們對此一樣無能爲力，因爲，「錯在你的祖父母！」於是乎，對自己的人生所負有的責任，就這麼一代推給上一代，直到我們將所有的罪過都算到伊甸園裡最初的人類頭上。遺憾的是，即便如此，對於解決你的問題而言，這不會帶來更進一步的幫助。

請你千萬不要誤會，我完全無意貶抑過去的治療師所取得的成就。佛洛伊德（Sigmund Freud）在距今一百二十五年前深入地研究了人類的心理，繼而創立精神分析，這著實是十分了不起的成就。許多新的思考方式得以在這樣的基礎上獲得發展與檢驗。去探究自己與父母的關係是如何，還有兒時所習得的行爲模式，在長大成人後對我們的生活又有何影響，這肯定也相當有意思。只不過，精神分析的技巧如今已經上了年紀，而且在過去這段歲月裡，它也未能與時俱進。正如時至今日，你應該不太願意找一個還在使用一百二十五年前的工具的牙醫，同樣地，你應該也不太願意使用過時的治療方法，來解決焦慮或恐慌的問題。

團體治療

基本上，我覺得團體治療是不錯的方法。特別是在成癮症方面，它是一種很好的方法，不僅可以幫助人們克服自己的癮，還能支持人們避免再度沉淪。然而，在焦慮症方面，我認爲團體治療是絕對錯誤的選擇，至少在目前仍占壓倒性多數的那種形式下；是的，我甚至還認爲那是一種危險的選擇。並非只有數以百計的患者曾經告訴過我，這種形式的治療在他們身上只是讓情況變得更糟，從神經心理學的角度看來，在焦慮症方面，團體治療多半是傷害大於幫助。

爲何如此呢？我們所感知與思考的一切，大腦都會以突觸連結的形式儲存起來。那麼，當你與其他人圍成一圈坐在一起，一連數個小時不斷聆聽著其他人如何遭受各式各樣的焦慮或恐慌折磨，只是爲了到某個時候，你也能好好地說說自己的痛苦遭遇，這會發生什麼呢？

在這段期間裡，會有數千的神經元連結在你的大腦中產生，其中最優先被儲存的是一種資訊，也就是焦慮！你一而再、再而三地聆聽著，其他人早已和焦慮或恐慌奮戰了多久、應付焦慮症有多麼困難、那些人的家庭和事業又被拖累得多麼悽慘。在這樣的團體治療中，你眞正能夠學到的，就是你並不是唯一一個面臨焦慮或恐慌問題的人，因爲誠如本書開頭所述，目前在德語區裡有超過一千四百萬人罹患了焦慮症，其中更有兩百多萬人得與一再復發的恐慌發作對抗。

在我清楚地了解到人類的大腦是如何運作後，便認爲團體治療在焦慮症方面其實一點意義也沒有。基本上，在這類聚會裡，我們不可能遇到兩、三個人會說：「嘿，勇敢一點，你們看看我，我很簡單就擺脫了焦慮。我針對焦慮創造出某種技巧，進而找出且改變了我的一些錯誤信念。如今一切又再度變得十分美好，我的生活甚至比以前過得更好。」

你不會在團體治療裡遇到這樣的人，雖然這可能是一種眞正的創新。事實上，在那個地方，就只有一些不曉得該如何擺脫自己的焦慮或恐懼的人，在與另一些同樣對此一籌莫展的人交談。

我個人只會詢問知道該怎麼做的人，不會問道於盲。你應該也不會詢問朋友圈中某個衆所周知完全不會烹飪的朋友，某道菜該怎麼做吧？你應該寧可去請教某位廚藝總是獲得衆人稱讚的朋友才對。所以，與其繼續圍坐成一圈，互相把彼此弄瘋，我寧可自己身邊所圍繞的，是能夠迅速克服自己的焦慮或恐慌的人，我會請教他們，到底是如何辦到的。

分心

「分心」可說是暫時擺脫焦慮或恐慌，最廣爲人知且最常被運用的方法。在焦慮症非常初期的階段裡，這項技巧是完全適宜的。不過，如果焦慮症已經持續了很長一段時間，這項技巧反倒會有一個嚴重的缺點，那就是：

它無法療癒，只是將下次的發作稍微延後。無論你用什麼方法讓自己分心，例如藉由凝視一棵樹木的外形或樹葉，數數或背誦路名，或是與某位朋友講電話，一旦你停止做那件事，你的焦慮或恐慌一有機會又會捲土重來。

我們可以把這種方法比喻成投擲回力鏢。雖然它會飛出去一段距離，但在經過這段距離後，又會自己飛回來，如果不小心，我們的大腦可能就會被它砸中。讓我們假設一下，你有很長一段時間只是以分心來應付恐慌，儘管如此，你始終會被恐慌發作所侵襲。這就好比你已投擲了五十次的回力鏢，而它隨後又砸中你的大腦五十次。那些在你的大腦上因此腫起來的包，正是這種方法所造成的直接後果之一，其成效確實不令人滿意。

順道一提，在你的情況裡，人們將這種愈來愈大的腫包稱爲「恐恐懼症」（Phobophobia），也就是對於恐懼的恐懼。就連這項症狀，也會因爲你長期下來只是單純採取分心的方式，卻不徹底解決焦慮或恐慌，而變得愈來愈嚴重。

現在你應該曉得，其實會自己引起恐慌發作，簡單地說，就是因爲你一直在等待恐慌發作再度襲來。「希望現在恐慌發作不要來」這樣的想法，幾乎已經是恐慌來襲的一項保證。對於恐懼的恐懼，可說是恐慌發作的一個主要起因，因此分心只是一種暫時的拖延，卻非問題的解答。

如果你不再設法將那些充滿焦慮的想法打發走，反而是有意識地抓住它們，又會如何呢？這時候，你所抓住的那些想法，至少不會侵襲你。事實上，這時候你才有機會改變那些不良的想法、感受與印象。

肯定有人曾經告訴過你：「你必須接受自己的焦慮。」遺憾的是，數十年來，這句話卻被許許多多的焦慮症患者，還有許許多多的治療師，錯誤地解讀。這個方法的重點，不在於視自己爲受害者，逆來順受地承擔一切磨難。事實上，情況正好完全相反，你應該要積極主動地讓引發焦慮或恐慌的自動機制有所改變，重點是了解焦慮或恐慌只是心理施予的一項恩惠。

所以，首先且重要的一步就是告訴自己：「好，我明白了，在我的人生中有某些事情必須改變，如此一來，我的潛意識才會停止拉警報。」換言之，接受焦慮或恐慌，代表著接受一個良好的建議，進而展開必要的改變。

成功治療焦慮的兩個層面

在焦慮症方面，對於可能的改變，有兩個彼此互補的層面。第一個層面是生活條件的改變。無論是人際關係、工作、社會環境或特定物質的消費，一旦你展開必要的改變，潛意識就會跟著停止藉由焦慮或恐慌來讓你醒悟。為了讓自己能夠鼓起必要的勇氣做出改變，你不妨藉助所謂的「十句法」，讓大腦重新獲得正向的動能。相關細節待會兒就會介紹。

第二個層面則是，直接與焦慮或恐慌本身周旋。如果你受到焦慮或恐慌折磨的時間愈久，你的大腦對於焦慮或恐慌就會有愈強烈的感受，連帶地，與此相關的身體反應也會愈強烈地自動化。也就是說，你被制約成在某些情況裡會以焦慮或恐慌來反應，即使你明知那些情況並不會造成任何危險。

你不妨把這種焦慮或恐慌的連鎖反應，想像成排成一列的骨牌。當你推倒第一塊骨牌，所有其他在這個行列裡的骨牌也會跟著一一倒下。然而，如果你在某處中斷這個連鎖，例如，藉由將一塊骨牌從這個行列中移開，整個過程就會在那裡告終。在心理學上，這種移除骨牌的舉動被稱爲「模式中斷」（pattern interrupt）。

可是，倘若你要中斷某種模式，就得先認出那個模式。然而，如果你總是以分心的方式來應付，要如何認識自己的焦慮模式呢？唯有當你仔細審視引發自己的焦慮或恐慌的那些想法、內在影像與身體反應，才能認識那個模式，進而準確地找出能夠輕鬆地中斷焦慮連鎖反應的那個點。

在過去這些年來的治療工作中，我能辨識出數量超過一打、分布甚廣的焦慮模式。這些模式都有屬於自己的一個「模式斷路器」。舉例來說，對於那些強烈視覺取向的人而言，焦慮或恐慌往往都是由於在他們的內心之眼前快速播放的影像所引起。有些人可能會看到自己跌倒，或是被困在某個自己無法逃脫的情況中。另一些人則可能會看到自己是如何在開車時發生意外，或在某架飛機的機艙裡突然精神崩潰。所有這些由內心的影像所觸發的恐懼，都顯示出一個共同模式，那就是：**這些影像總是快速播放**。

你是否曾經去戲院看過電影？你所看的是否爲恐怖片？銀幕上，兇手帶著一把閃著寒光的凶刀埋伏在草叢裡，直到他突然一躍而出，以迅雷不及掩耳的速度撲向受害者？見到此情此景，在偌大的影廳裡，有哪個人不會嚇一大跳呢？

不過，唯有當兇手迅速地一躍而出，這整個橋段才能確實發揮作用。如果整個恐怖場景都是以超慢的「慢動作」速度來播放，那麼整個影廳裡或許不會有任何人被嚇到。整部電影或許很快就會變得無聊，最遲過了五分鐘之後，大部分觀衆或許就會紛紛離場。

因此，透過影像所引發的焦慮或恐慌，具有一個絕對的弱點，那就是唯有當這些影像是快速播放時，焦慮或恐慌才會起作用！然而，該如何利用這項知識，發展出一套能夠迅速且可靠地停止焦慮或恐慌的治療方法？這個問題我將留待第五章再做詳細的回答，在那裡，你可以找到許多很棒的技巧與「模式斷路器」，許多患者早已藉助它們成功地永遠擺脫焦慮或恐慌。

不過，請注意，別忘記，焦慮和恐慌本身，還有所有與此相關的生理症狀，絕大多數都是你的心理所發出的警訊，目的是要提醒你，在生活中有某些事情迫切需要被改變。

如果你只是藉助這些新技巧，去關閉所有令人不舒服的感受，以及與此相連的焦慮或恐慌，卻不去細究爲何你的心理會發出警報，這將是一大錯誤。這就好比在房子失火之際，你只是關掉了發出刺耳蜂鳴聲的警報器，卻不去撲滅火焰本身。在心身症方面，撲滅火焰代表的是，讓大腦重新編寫程式，藉此封阻焦慮或恐慌的神經元資訊高速公路。它們是你害怕改變的基礎，也是你的焦慮症產生的眞正原因。

由於這樣的高速公路會藉由某種思考方式自我修築，因此，除了遏止症狀的種種技巧以外，你還需要一套建設藍圖，以便在大腦裡修築一條更新、更好的資訊高速公路。以下就要將這樣一套建設藍圖傳授給你。

十句法：你可以這樣重新編寫大腦程式

永遠擺脫焦慮或恐慌的最快方式，就是一種雙重策略。一方面要藉助適當的模式斷路器迅速遏止焦慮或恐慌，另一方面則要編織新的神經元網絡。這麼一來，你就能阻止焦慮或恐慌重新萌芽，因爲你已抽走了它們的溫床。

透過一套名爲「十句法」的特殊心理訓練，能夠迅速地達成這樣的目標。這套方法的基本構想奠基於一個簡單的問題：「如果你的生活眞的很棒，它會是什麼樣子？」每當我向患者提出這個問題時，經常會聽到四個字：「沒有恐慌！」不過，事實上，大多數的人一開始都毫無頭緒。可是，當我接著問，什麼是他們在自己的生活中再也不想要的，幾乎所有人都會開始滔滔不絕地講好幾分鐘。

你不妨對自己做一下這個測驗。現在就花三分鐘的時間，列舉一下你對自己的生活不再感到滿意的一切。接著，請你再花三分鐘的時間，試著描述一旦你的生活變得眞的很棒，它會具有怎樣的面貌。過程中，很重要的是，你只能使用正面的措辭。畢竟，你已經在頭三分鐘裡，蒐集過那些你想要放棄的東西。

我的患者絕大多數都能輕鬆地完成第一階段的任務，至於第二階段的任務，他們明顯做得有點吃力。這一點又能證明，焦慮症患者的大腦，相較於朝正面的方向，明顯更善於朝負面的方向編寫程式。

不過，請不要擔心，就算你已經有多年都是負面思考勝過正面思考，並不代表你現在得經年累月地練習，才能以不同的方式思考。現代的大腦研究發展出一種技巧，讓大腦可以比透過「傳統的」思維所能做到的，更快速地重新編寫程式。這項技巧是十句法的核心組成部分，如果你每天花二十分鐘操作它，就能在三週內明顯感受到自己的狀態比今天好上許多。在獲得強化的情況下，你不會再懷疑自己或許可以很快地完全擺脫焦慮或恐慌。

如前所述，十句法奠基於一個簡單的基本問題：「如果你的生活眞的很棒，它會是什麼樣子？」爲此，請你在一張紙上，用十個句子寫下你所想像的一種眞正完美的生活。不過，在你振筆疾書之前，還要注意五個簡單的規則，畢竟這裡著重的並非只是正面思考而已。我們所要達成的，是大腦的一種「眞正的重新編寫程式」，也因此，你得要仔細地探究一下，大腦到底是根據什麼樣的原則和規律在運行。

思考是一種聽覺的過程，當你在思考時，會聽到自己的聲音在大腦裡被說出。如果你至今尙未意識到這一點，不妨現在立刻檢驗一下。請你接連五次反覆思索以下這個句子：「我很期待，很快地再度回復完全健康的狀態！」

（在你繼續往下閱讀之前，請先在自己的思緒中重複這個句子五次。）

你注意到了嗎？你並非只有在腦海裡聽到了用自己的聲音說出的這個句

子，就連你所感受到的能量，也很可能微幅增加。因爲我們在思緒中告訴自己的那些東西，立刻就會影響我們的感受。我們所使用的語言，無論是說出的或只是思考的，便是以這樣的方式，確實執行了與電腦作業系統相同的功能。它是我們構築所有其他東西的基礎。

事實上，每個字詞的「份量」比你所能想像得更重，不過，這也正是爲何你在閱讀本書的過程中學到的那些方法，會如此有成效的原因之一。

現在我要介紹五個簡單的規則，教導你該如何盡可能妥善利用思想的內在語言，爲大腦進行最佳的重新編寫程式。一旦你掌握這些規則，也實際應用它們之後，生活將會迅速地朝正面的方向改變；其速度之快，讓許多老派的焦慮症治療師認爲那是不可能的事。

規則1：不用「否定詞」，寫十個句子

不用否定詞，代表著在你的句子裡，不能含有任何的否定。「沒有」焦慮，「毫無」擔憂，或許是否定詞最典型的範例。為什麼使用這些否定用語是一種錯誤呢？因為你的大腦完全沒辦法以否定的方式來思考。為此，讓我們來做一個小小的試驗：

請你絕對「不要」想像一頭騎著一輛腳踏車的熊，牠也「沒有」帶著深色的太陽眼鏡，在牠的背上更「沒有」揹著一只黃色的背包。

你瞧，你是否真的成功地沒有看到那頭熊出現在你的內心之眼前？當然不行，因為你完全無法思考「沒有」。為了能夠處理那些與不該思考的一切相關資訊，你必須先想像它們，繼而以某種方式在大腦裡編織網絡。這意謂著，每次當你告訴自己，我「不要」再有任何的恐慌發作，只會讓自己的大腦接著更容易感受到恐慌，因為你把「恐慌」這項資訊更強烈地編入大腦的

網絡中。

在本書接下來的篇章裡，我將一再邀請你做一點小實驗。因爲，無論如何我都不希望你盲目地相信我所說的一切。請你保持批判的態度，爲自己嚴格地檢驗我所做的一切陳述。

你很有可能已經相信了那些據稱是專家或顧問的人很長一段時間，卻遲遲無法因此讓自己從焦慮或恐慌中解脫。所以，我想鼓勵你，再次爲你自己的人生負起所有責任。

請你好好地認識完全屬於你個人的焦慮機制，連帶地更清楚地認識自己。如此一來，你就愈來愈能感覺到，如何每天透過自己的話語，漸進地進行自我編寫程式。這種自我編寫程式毫無例外地控制了生活的所有領域。所以，本書所傳授的技巧，不僅會幫助你將焦慮或恐慌轉化爲輕鬆，你更會因此在往後的日子裡，取得一種成功多於失敗的人生。

規則2：只以正面的方式表述

一旦我們遵守規則1，就會自動得出這條規則。請你別再說：「我不想再有任何焦慮。」請你從現在起改說：「我既勇敢，又有自信。」在第一句的情況裡，大腦必然會想到你在焦慮中的那些情況，而在第二句的情況裡，大腦也會尋找你在其中展現出勇氣與自信的情況。

請你同樣也得注意，不要使用任何隱藏的否定詞，像是「無憂無慮」或「無債一身輕」等。並非只有負面的字眼「憂慮」和「債」包含在裡頭，「無」這個用語在以上的情況裡，也是「沒有」的同義詞。因此，請你不要說「無憂無慮」，寧可改說：「我完全地活在當下，享受著每一刻的時光。」同樣地，「無債一身輕」則可以改成像這樣的說法：「我總是有足夠的錢，可以去支應那些對我來說是重要且美好的事情。」

順道一提，「放鬆」這個看似正面的詞彙，同樣也隱藏了否定的意涵，因爲這個用語代表著「沒有緊張」。所以，在這個地方，你不妨改用「輕鬆」或「快樂」這些詞彙。

也許你這時候會想：只是把我的想法稍微改寫一下，難道就能讓我的荷包裡多了一點錢？由於這樣的疑問經常出現，且讓我在此簡單地回答你。藉由不一樣的想法，你可以使大腦激發出不一樣的能力。至今爲止，你將大部分的時間和精力都浪費在不斷地思索著，爲何人生中的一切都是那麼困難。然而，如果你把同樣的資源日復一日地投注在如何才能有個較爲輕鬆的人生，並尋找一條新的出路，你或許會更快取得其他成果。

現在，這一切聽在你耳裡或許猶如天方夜譚，不過它們在科學上卻有很好的解釋。研究證實，你的潛意識每秒鐘可以處理超過八萬筆資訊。這就好比有八萬多個幫手，每天早上都在等你爲那一天發號施令。

只要你每天早上持續對他們發出搜索令，請他們去找一找是什麼阻礙了你的成功和擁有勇敢且自信的人生，那八萬多個潛意識的幫手就會找出那些東西給你。如果你的大腦不那麼做，而是下意識地以每秒鐘八萬次的速度，改去搜尋如何才能讓人生迅速變得更美好、更宜人的方法，你的人生看起來會有多麼不一樣？

規則3：以現在式表述十個句子

感謝當代的大腦研究，如今我們曉得，當實際經歷了什麼事情，大腦就會相應地產生很多神經突觸。不過，更有趣的是，如果非常密集地想像什麼事，我們也會形成幾乎一樣多的神經元連結。只要在思想中設想自己彷彿已經達成原先想達成的一切，我們確實就會一次比一次更容易達成目標。

事實上，這樣的效應多年來已在職業運動方面獲得成功的應用，它也是所謂心理訓練的一個重要面向。舉例來說，如果某位花式滑冰選手想要熟練一個新穎而複雜的角色，她的教練就會請她一而再、再而三地，在思想中反覆演練完美詮釋這個角色的整個流程。

在這一次，思想只是把焦點擺在整個流程如何呈現，到了下一次，它就會把多一點的注意力放到身體的感覺上。當這位花式滑冰選手能夠完美掌握這個角色時，她身上的每塊肌肉在每個瞬間各有怎樣的感覺？關鍵是，在這個過程中，她在思想中設想所有期待的情況彷彿都已化為眞實。

相關研究顯示，相較於只是單純在身體方面反覆進行操練，額外地配合心理訓練，能以加快四〇%的速度，達到所要求的訓練成果。

如果這套方法已在運動方面發揮了顯著的作用，爲了健康著想，你也應該好好地利用這樣的成功策略。因此，請你只用現在式來表述十個句子，即使你認爲距離達成某個目標，或許還得花上幾年的時間。

順道一提，你的那些句子不必非得集中在身體或心理的健康方面，日常生活中的希望或目標也非常適合用來幫助你的大腦迅速改道。像是「我正在馬爾地夫度一個夢幻假期」或「我處在一個美好的伴侶關係中」，就是兩個很棒的生活例子。

規則4：以具體的方式表述句子

如果你將完美生活的面貌描述得愈具體，大腦就能愈迅速地構築起必要的神經元通道。泛泛的表述，像是「我過得不錯」或「我很幸福」，不太能夠讓大腦灰質的神經細胞迅速且大面積地相互連結。

因此，請你稍微花心思想一下，該如何具體地描述，一旦自己永遠擺脫了焦慮或恐慌後，想經歷一些什麼樣的情況。過程中，請特別聚焦於迴避行爲早在其中成了日常例行公事的領域。舉例來說，如果你已經有很長一段時間不敢再開車，不妨這麼寫：「我喜歡開著車隨興所至地四處趴趴走。」

以下還有一些範例，你不妨參考看看表述得十分具體的句子，看起來會是什麼樣子：

- 我每天早上起床都有著充分養精蓄銳後的滿滿活力。
- 我喜歡新工作，與那些親切的同事們共事，讓我獲得許多樂趣。我每天都很高興，我和我的工作成績在那裡都能被人看重。
- 我開著一輛很棒的車，它讓我每天都感到十分愉快。
- 我為朋友們做菜，享受當主人的樂趣。
- 我把自己當成最好的朋友來對待。我會好好地和自己說話，好好地吃飯，我身邊所圍繞的，都是對我有益的人。
- 我每週都會從事兩次最喜歡的運動，藉由規律運動，也讓我感覺自己的身體狀況十分良好。
- 我喜歡處在人群中；給所有人一個親切的微笑，這對我來說是輕而易舉的事。我也喜歡這個舉動所回饋的正能量。

- 我用心維護新與舊的友誼。對於在我的生命裡存在著那麼多充滿愛心且懂得鼓勵他人的人，我每天都感到非常高興。
- 我用許多美好的活動（此處請填入具體的活動）豐富生活，對於我的活動範圍一週比一週更寬廣，感到十分欣慰。
- 我只把能夠幫助我更輕鬆、快樂且成功地經營人生的良好資訊提供給大腦。
- 我從事著一份符合志趣的工作（此處請填入具體的志趣），我很喜歡在一個帶給我許多樂趣的職業中獲得優渥收入的感覺。

規則5：請留心，這些句子務必要「你自己能夠達成」

這完全不代表你所寫的句子得要包含「切合實際」的目標。事實上，情況完全相反，如果目標訂得愈高，你會愈快達到成效。

乍聽之下，這似乎有點矛盾，但這在神經科學上有很好的解釋；不過，請容我暫時先賣個關子。

「自己能夠達成」意謂著你不能讓自己的目標達成取決於特定他人。無論是你的老闆、伴侶，抑或是家人或政府，都無須對你的人生負責。你每天都得獨自決定想做什麼、不想做什麼、大部分的時間想和誰共度。當然，如果有人很幸運地已經找到了完美的伴侶或老闆，也會很樂意將他們納入自己的練習裡。

然而，在我所有的患者裡，經常有人在第一次治療中向我抱怨，他們的工作條件有多糟、老闆或上司多麼沒良心。這時，我會反問他們，這些年來，到底是誰決定要爲這些沒良心的人工作、到底是誰決定不去別的地方謀求一份更好的工作？接著，我就會聽到他們小聲地說：「我？」

還記得第三章提到的桃樂絲的故事嗎？多年來，她一直告訴自己，很難再找到一份更好的工作。她愈常反覆對自己進行這種負向的自我編寫程式，她的處境就愈糟。可是，當她總算改變了自己內心的對話後，在短短兩週內，一份確實很好的新工作就已經垂手可得。

讓我們根據這個具體的事例，更仔細地探究規則5。讓我們假設一下，你自己多年來也因為遇上一位沒有良心的老闆，而對自己的工作感到很不幸，所以，你想寫的句子或許是：「我覺得自己現在的工作很棒。」這是一個錯誤理解正面肯定的典型範例，這樣的陳述是行不通的。

這句話並不符合「自己能夠達成」，因為某人必須徹底改變，才能讓你再次過得好。你的幸福取決於老闆的態度，這基本上是行不通的。因為他會追求自己的利益，至於你有何感受，他或許完全無所謂。最重要的是，你發揮了自己最大的能力，卻只得到不成比例的些微報酬。於是，透過這樣的思考方式，所產生的就只是像依賴與無助等令人不快的感受。

相反地，以下這樣的陳述就表達了「自己能夠達成」的內涵：「我有一份好工作，在這份工作中，我和我的能力都受到器重，我也從中獲得合理的報酬。」這時候，要怎麼去想你的能力是什麼、終於能讓你感到如魚得水的那份工作看起來又是如何，主導權完全都在你自己手上。

一旦知道這些，你那八萬多個潛意識的幫手才能有效地著手進行他們的工作。這時，你的大腦有了一張妥適的搜索令，能夠將你的潛意識感知調整成讓你在日後不再錯失任何可以幫你找到完美工作的機會。

許多焦慮症患者都很清楚自己所「不」想要的一切。不想要只會批評的老闆，不想要報酬微薄的工作，不想要無聊且令人不滿意的工作。即便如此，他們所下達給潛意識的搜索令，很遺憾地，也只會幫他們搜尋更多關於不想要的資訊。因此，如此思考的人所獲得的工作機會，多半都不會比自己目前的工作好到哪裡去。

順道一提，這樣的定律同樣也適用於人際關係方面。只要你一直只告訴潛意識，什麼是你「再也不」想要的一切，你就會遇到更多正好表現出那些負面特質的人。

五感管道技巧：心理健康的渦輪推進器

在你寫好屬於自己的十個句子後，接下來要做的，就是讓大腦盡快地重新編寫程式。爲此，我們可以藉助一項源自於大腦研究的小技巧；我個人喜歡將它暱稱爲「心理健康的渦輪推進器」。請你每天花二十分鐘的時間，思索你所寫下的十個句子之一，在這個過程中，請你輪流地專注於五種感官管道之一。

也就是說，你不僅要輪流地看、聽、感覺、聞和嚐，還得盡可能地將它們各自分開。這種思考方式雖然需要一點練習，不過我的患者們大多能在不到一週的時間裡，成功地將這套簡短而有效的心理訓練融入生活裡。

至於整個過程究竟該如何進行，且讓我藉助一個具體的例子，以最簡單的方式來爲你說明。我們就以下面這個句子爲例：

「我活在一個幸福的關係裡，對於可以與一個既體貼又細心的伴侶共度人生，我每天都感到很高興。」

重要提示：如果你很肯定這種事情永遠不會發生在目前的伴侶身上，那麼請你藉助某個「還」不認識的「幻想人物」，來進行這項思想練習。如果你在這個過程中所想的是某個眞實人物，根據前述的規則，這個句子就不是「自己能夠達成」。說得明白一點，這裡所關乎的只是完美的伴侶所具備的個人特質，並非關乎某個眞實人物。

如果你能在這個句子裡選擇一個完全具體的情況，對你來說，那是一段完美關係無論如何都會包含的情況，那麼練習起來就會特別簡單而有效。舉例來說，那種情況可以是在星期天共進一頓美好的早餐、一起在森林裡漫步，可以是某個浪漫的夜晚，也可以是在看完電影之後一起去你喜歡的某家餐廳吃飯。你在往後的幾週進行練習時，不妨一再選擇某些新的情況，只要它們符合一段幸福關係的基本想法。

然而，請注意，你必須只以正面方式表述。可能在你看來，偶爾來場理性的爭吵，同樣也是一段美好關係的一部分。只不過，「爭吵」一詞具有負面的內涵，因此必須迴避；此外，對於絕大多數的人來說，兩個人的幸福時光已嫌不夠，並不需要再有什麼多餘的爭吵。

接下來，我要借用「一起去看電影」的例子，來為你說明如何妥善地將五種感官管道分開運用。不過，在此之前，我還要給你一個重要的提示：也許在所有讀者之中，有些人會這麼想：「然而，正是因為恐慌問題，我已經有很長一段時間再也無法走進戲院。」

請你理解，你之所以再也無法走進戲院，只是因為大腦已經事先安排好你在那裡會產生恐慌發作。它會製造出你坐在人滿爲患的戲院裡而無法快速離開影廳的景象；還會設計出某些劇情，讓你由於想要離開影廳，不得不在電影播放過程中鑽過擁擠的座位，導致其他觀衆投以責難的眼光，或許某些氣急敗壞的觀衆甚至還咒罵了你幾句。

比起正面的想法，你的大腦現在還是比較容易召喚負面的想法，它也許可以召喚上千個負面影像或聲音，卻只能召喚出一個正面想法。然而，這樣的情況很快就會結束，因爲接下來的一些練習正要改變這樣的情況。

你所要做的並不是在恐懼下被迫再次進入戲院，而是先在一個受到保護的環境裡教導你的大腦，直到它能夠再度自動地產生正面想法而非負面想法。

如果你持續進行這樣的練習數週，很快就能泰然自若地再度去做所有你現在認爲絕對辦不到的事情。如果你現在還是無法眞正相信自己可以迅速取得成效，那也沒什麼大不了，只要你持續進行以下的訓練，就會愈來愈常從中體驗到練習的成效。

請你找一個安靜的場所，讓自己處於舒適的狀態，接著再一一使用五種感官管道。如果可以，請你不要用書面方式來進行這項練習，最好只是在思想裡進行，因為重點在於訓練一種新的思考方式。剛開始時，如果沒辦法馬上投入足夠的專注力，可以先藉助紙筆，但在之後的過程中，基本上要以思想多於書面的方式來進行這項練習。

根據前述看電影的例子，為了藉助五感管道技巧確實執行十句法，請你在思想中與某位心愛的人一起走進你選擇的美好戲院，接著開始專注於視覺的管道，也就是說，只專注於「看」。你不必趕時間，可以慢慢地進行。不求快，重要的是，盡可能深沉地潛入每一種管道。

如果在你的人生中還沒有這樣一個完美的人選，那也沒什麼關係，在這種情況下，你不妨想像一下，這個人得要具備哪些特質，才能讓你立刻死心塌地地愛上對方。

一旦你有意識地感知了在這個情境的脈絡下所想到的一切美好影像，就請你轉換到聽覺的管道，也就是改成專注於「聽」。這時，請你靜下心來好好想一想，在與心愛的人共度一個完美的電影之夜裡，所能聽到的一切。緊接著，再請你轉換到「感覺」的管道，然後是「嗅覺」的管道，最後換成「味覺」的管道。

尤其是最後這兩種感官管道，會動用到陳舊的大腦區塊，因此在重新編寫程式方面特別有力，所以，到了此處，請你切勿倉促地草草了事！此外，九十八％的焦慮或恐慌，主要都是產生於前三種管道之一，因此，無論是聞或嚐，多半都沒有舊焦慮結構的負擔，它們從一開始就會十分有效地參與大腦的正向重新編寫程式。

五感管道技巧實例解說：「一次美妙的電影約會」

現在，我們要透過一個具體例子來瞧一瞧，這項練習該如何在大腦裡進行。請你將個別的細節調整成符合你個人的偏好。不喜歡喝可樂的人，在此不妨改用自己在那個情境下最想喝的飲料。並非一定得是水，如果喜歡的話，也可以是啤酒、香檳或咖啡等。

我們的目的是在心理上設計及編織出描述你的人生是如何美妙的某種狀態。相反地，某種被焦慮或恐慌所控制的狀態，你早已完美掌握，而我們無論如何都不想再繼續支持的，也正是這樣的狀態。舉例來說，如果你很喜歡喝咖啡，可是由於焦慮症的緣故，目前得要放棄喝咖啡的習慣，那麼現在就是一個至少在思想上重新喝咖啡的完美時間點。還有，不要只是提示自己個別的細節，還要在思想上盡可能強烈地體驗那些細節。

看：我看見影廳、大型銀幕，銀幕上已經在播放廣告，我看見許多帶著飲料和爆米花的觀眾，我看見自己的爆米花袋，還有我那瓶冰涼的可樂，我看見我的伴侶，他/她有多麼興奮地等著看這部電影，我看見，他/她的手溫柔地握住我的手，輕撫著我的手，我看見他/她美妙的微笑，我看見電影開演，看見我最喜歡的演員……

聽：我聽見電影裡的對白、音樂、觀眾的笑聲、我的爆米花袋所發出的窸窣聲，我聽見自己在座椅上挪動時發出的些微噪音，我聽見同伴輕聲說的有趣評論，我聽見自己內心的對白，它們在訴說著，我有多麼幸運，總算有一個這麼好的人陪在身邊，我聽見自己嚼著爆米花時所發出的喀喀聲……

感覺：我感受到戲院舒適的座椅，我感受到影廳宜人的溫度，我感受到伴侶溫柔的手，我感受到手中冰涼的可樂瓶，我感受到嘴裡酥脆的爆米花，我感受到電影開演前的期待心情，我感受到了自在，因爲我再度可以去做所有能讓我得到樂趣的事，我感受到了冰涼的飲料，每喝一口，都帶給我無比的清新……

聞：我聞到影廳座位的氣味，聞到伴侶身上的香水味，聞到新鮮的爆米花味道，聞到可樂的味道……

嚐：我品嚐了爆米花、可樂，也品嚐了伴侶溫柔的吻……

或許，在你閱讀這幾行文字之際，已經察覺到這種不一樣的思考方式有多大的威力。如果你能在思想演練的情境上想到更多細節，就能愈快重新擁有一種輕鬆而幸福的生活，因爲這項練習會以超越所有正常思考方式一萬倍的速度，編織你的大腦。

有別於像「我和我的寶貝共度一個美好的電影之夜」這樣的句子，只會促使爲數不多的神經突觸在大腦裡產生，在將各種感官管道分開的情況下，你的大腦可以分別活化五個不同的大腦區塊。一旦你從一種管道轉換到另一種管道，這些區塊必然會跟著互相交換資料，因爲你先前只是看到的某些東西，這時也會想要聽一聽、感覺一下、聞一聞或嚐一嚐。在這樣的情況下，你的神經元會被迫一而再、再而三地共同啓動，這會進一步促使它們彼此透過神經突觸相互連結。

假設，你爲「看」找了二十個細節，接著你又爲「聽」和「感覺」也各找了二十個細節，也許你還爲「聞」找了十樣東西，最後更找了五種可以「嚐」的東西，那麼，你的大腦就不得不在此同時構築出20×20×20×10×5個神經突觸連結。

算出來了嗎？如果你認眞地進行這套練習，就能在二十分鐘之內讓大腦裡產生多達四十萬的神經突觸，這些神經突觸只認得一項資訊，那就是：能夠再度經常和一個眞正適合你的人去戲院看電影，是一件非常快樂的事。

只要你在配合五感管道技巧下，練習十句法幾天，就會發現，你很難單純地保持在某種單一管道裡。如果你所寫的句子是「我喜歡獨自散步」，也許當你在「聞」之際，會自發地想到剛被割過的草所散發出的美妙氣味。在這種情況下，你的大腦也會在視覺的管道中，加入剛被割過的草坪和使用著割草機的鄰居等畫面，此外，在聽覺的管道裡，同樣也會自動地召喚出割草機的聲音，這一切會更進一步被重新編織起來。

一再地在各種感官管道裡跳進跳出，其實一點也不壞，因爲如此一來就不斷會有許多額外的正向連結在大腦裡形成。重要的是，接著你得再次返回剛剛正浸淫於其中的那種感官管道，繼續搜尋那些在你永久克服了焦慮或恐慌之後很快就會再度感知的其他事物。

在「嚐」方面，若從一開始在進行「看」的同時，就連帶地嵌入某些吃吃喝喝的情境，會很有幫助。假設你計畫最終要去找個眞正能讓你感受到幸福的工作，那麼不妨讓你與親切的新同事共進午餐的情境，出現在自己的練習中。

剛開始時，有些人在執行個別技巧方面，還是會有點困難。請你別因此感到不安，畢竟你現在正在學習以一種全新的方式使用大腦。正如我們在學習所有新事物那樣，熟能生巧的道理在這裡也同樣試用。

由於我在所主持的一些課程中，觀察到具體地「觀看」所有練習與技巧的執行，對於那些久爲自己的症狀所苦的焦慮症患者，會非常有幫助，因此我也特地錄製了一個配合本書的影音課程。相關資訊請見網站：Panikattacken-loswerden.de。

初步成效，以及如何加快進展

基本上，配合五感管道技巧的十句法，很快就能爲你帶來初步的成果。至今爲止，我在診所裡輔導過的人，有九成在短短一週內，就能將恐慌發作的頻率與強度降低六到七成。至於那些能夠在臨睡前進行這套練習的人，成效甚至更高。

對此，同樣也有一個科學的解釋：在睡眠時，你會經歷不同的睡眠階段。每個晚上，你大概會在熟睡階段與作夢階段（又稱「快速眼球運動階段」）之間轉換四到六次。在快速眼球運動階段裡，大腦不僅會學習，還會再次處理在白天經歷過的那些事物。我們在臨睡前所處理且儲存的那些東西，會在快速眼球運動階段中被優先處理。如此一來，我們能在夜間有意識地培養出四十萬個正向的神經元連結，而且很快就會變成一百二十萬個，因爲我們刻意針對快速眼球運動階段來刺激突觸的形成。

在你的大腦灰質裡發生如此迅速的結構改變，當然不會沒有任何後果。我的患者有八成表示，他們多半會從第三個晚上開始出現一種強烈改變的作夢狀態。大約有兩成的人會有幾天感覺頭部有輕微的壓力。不過，這樣的壓力完全無害，而且很快就會消失。特別敏感的人則會明顯感受到，大腦正以極快的速度重新組織。大約過了一週後，一般的幸福感就會有所提升，而他們也愈來愈常會在沒有明顯的原因下感覺身心愉快。

當然，還是會有人在其中感到焦慮或不滿，不過這樣的情況會愈來愈短，它們的影響力也會愈來愈弱。

在你持續進行這套練習大約三週之後，大腦會認出一個反覆出現的模式，進而開始不再將特定資訊存放於大腦中，改存放在小腦，那裡正是我們自動化行爲模式的家。從這時起，你就在那裡將快樂與輕鬆自動化了；在此之前，那裡一直都是焦慮和恐慌說了算。

在經過六週的心理訓練後，我的患者大約有七成已經在很大程度上擺脫了焦慮。其中以主要在臨睡前進行心理訓練的人占大多數。另有二十五%的患者，會在後續的三到六週裡，成功地重拾一種沒有恐慌發作與持續對恐慌產生恐懼的生活。根據我在至今爲止的治療工作中所獲得的經驗，情況一直都是如此，因爲復發的比例不到五%。少數還會遭受焦慮或恐慌侵襲的人，若不是由於「附帶收穫」的緣故（參閱第一章），就是因爲過早停止練習，才會導致復發。

無論是想要一個美好且適合運動的身體，或是想要一個容易感受到快樂與輕鬆的大腦，在這兩種情況裡，我們都可以做些什麼。舉例來說，如果有個年輕人連續兩年每週多次鍛鍊自己的身體，那麼他肯定會擁有一副傲人的身材。他這時所能做的最愚蠢的事情，或許就是對於這樣的成果志得意滿，從而立刻終止所有的訓練。在短短的幾個月內，所有他苦練而來的肌肉或許將再度消失，因爲我們的身體只會維持那些經常被使用的肌肉。每個做過重量訓練的人都曉得，自己每週至少要做兩到三次所謂的維持訓練，才能讓自己苦練而來的肌肉續存。

對於一顆在幸福、成功與輕鬆等方面訓練有成的大腦，類似的法則也完全適用。唯一的不同在於，此處受到鍛鍊的並非肌肉細胞，而是神經突觸連結。當你確實能夠過得不錯之後，繼續採取某種特定的思考方式，同樣也很重要。因此，你應該繼續保持每晚至少花五分鐘做十句練習，或者至少每週做三次十五分鐘的練習，就算你已經有好幾個月過得很好。特別是當你在這段時間逐漸擺脫所有已經服用了很長一段時間的藥物，這一點尤其重要。因爲，你的大腦這時候可能需要所有的支持，才能讓你眞正戒除那些精神活性物質。

順道一提，還有一件可與訓練肌肉類比的事情。一個進行大量訓練的人，每隔一段時間，就會增加待舉的重量，如此一來，才不會讓肌肉生長過程陷於停滯。同理，一旦你的十句裡的某句實現了，就應該再找一個同樣想要體驗的新句子來取代它。至於那個已經實現的句子，不妨將它寫進一本成功日記裡，你將發現，這本日記會比你想像的更快被填滿。

關於練習的具體流程，還有一個重要的提示：請你每天晚上臨睡前思考十個句子裡的其中一句。過了十天之後，你清單上的十個句子應該就會輪過一遍，這時你可以再次重頭開始。萬一你經常做練習做到睡著，不妨把練習時間改成在晚間刷牙前。你也可以針對每個句子連續做兩天的練習，接著再換另一個句子。在這種情況下，你輪完十個句子一次，就需要二十天的時間。如果你採取的是這種模式，那麼請你在每個第二天，以倒過來的順序，處理各種感官管道。換言之，這時就先從「嚐」開始，接著進入到「聞」，然後是「感覺」，再來是「聽」，最後才是「看」。如此一來，你就能確保自己的大腦能獲得最佳的編織，這些練習也能迅速帶來所希望的成果。

順道一提，我的許多患者都表示，規律地在晚間練習十句法還有另一項益處，那就是：一個人如果先前經常為失眠所苦，一下子就能再度回復容易入睡的情況，睡眠的品質也會隨著練習的持續進行而一週比一週更好。

「多多益善」這條規則非常適合用在十句法。因此，如果願意的話，你也可以在白天重複這項練習。誠如在上一章所提過的那樣，你可以不時以書面方式對個別管道下工夫。特別是那些拙於專注在練習上的人，剛開始時會覺得個別重點的文字記述非常有幫助。不過，請你謹記，這套練習並非「只」能以書面方式進行。我們的目的是在將一種新的思考方式融入你的日常生活裡，在思考之際，你不用把每個字都寫下。此外，這套練習做得愈久，專注力也會變得愈好，因為這方面的能力也會自動地跟著受到訓練。

本章摘要：藉助十句法擺脫恐慌

- 請你用十個句子描述一下，當生活變得真的很棒時，它看起來會是什麼樣子。
- 在你寫下屬於自己的十個句子時，請遵守以下五個規則：不用「否定詞」、只以「正面方式」表述、以「現在式」表述、描繪具體的情況、描述的內容務必是「自己能達成的」。
- 請你每晚都在思想上輪流對十個句子的其中一句進行練習。在這個過程中，請你搭配五感管道技巧。
- 剛開始，你可以用書面方式進行練習，不過，你應該逐漸過度到單純只在思想上鍛鍊，如此才能達到最佳的訓練效果。
- 過了十天之後，請你再次從第一個句子開始，直到其中的某個句子真正實現。這時，你得要用一個新句子來取代這個句子，換言之，用另一個你也想實現的新願望。

- 在你練習每個句子時，請置入某種在其中會聞到或嚐到什麼的情境。如此一來，可以加速神經元的成長，進而加速療癒的過程。
- 請你「不要」誦讀那些句子，而是要在思想上盡可能強烈地體驗個別情境。
- 當你的情況確實有所好轉，請不要馬上停止練習，應該繼續進行所謂的「維持訓練」。如此一來，才能避免可能的復發。
- 請你「不要」選擇那些現在就覺得容易的句子，因為這些句子缺乏促進神經元生長的潛能。應該優先選擇那些至今為止都還無法達成或目前仍在逃避的情境，應該將它們表述成你彷彿已經完全樂在其中。

Kapitel 5

應急技巧：數秒內的快速救援

你是否還記得前面提過的沙漠裡的企鵝那個故事？在第二章，這個生動的例子幫助我們了解，光是問題的性質，就決定了你是否獲得可以實現目的的答案。換言之，如果一個人一直在追問，那隻可憐的動物是如何跑到沙漠裡，只會讓牠在炙熱的太陽下無謂地活受罪。相反地，一個人如果曉得那隻企鵝如何才能循著最快路徑找到水源，就會快速找到一個可以幫助那隻企鵝的解答。

對你來說，這代表著：請你停止糾結在過往之中，別再試圖找出造成焦慮症的某個可能成因，取而代之，寧可專注於現有的一些卓越新技巧，藉此讓自己迅速地從焦慮或恐慌中解脫出來。

在你迅速通往健康的道路上，如今唯一可能存在的阻礙就是，人們或許在多年前曾經灌輸給你一些舊的「信念」。像是「這樣的焦慮症不容易在短短幾週內就消失」或「人們得要回過頭去處理自己的童年，否則永遠無法擺脫那些焦慮或恐慌」。

只要你還相信這些過時的宣稱，就會提高接受新方法的難度。對此，稍微瞧一瞧人類的歷史，就足以讓我們發現，偉大的發現多半最初都會遭到嘲諷甚至辱罵。過去一直在醫學或治療上被奉爲圭臬長達數十年之久的許多方法，如今都已遭人揚棄，因爲現在有更好的方法。換言之，一個人如果在根本上拒絕接受新方法，就完全沒有從人類歷史中學到任何東西。每個現在堅持認爲「事情只能這樣，不會有別的可能」的人，在過了幾年或幾十年後，必然會得到某種更好的事物教訓。

過去如此，往後也會是如此，因爲人類永遠不會停止研究。只不過，被視爲「正確」的知識遭到新知所取代的速度，或許會愈來愈快。著名的化學家、同時也是諾貝爾獎雙料得主的萊納斯．鮑林（Linus Pauling），曾用以下這句話，中肯地點出這樣關係：

「科學是最新的勘誤。」

因此，如果想要快速取得成效，必須拋棄一些舊的信念。你可能曾經在其他治療中學到，必須接受自己的焦慮或恐慌，或者，人們可能曾經要求你，幫你的恐慌取個名字，例如雨果或蘇西。如果那對你有幫助，請你安心地持續那麼做。然而，如果那些方法眞的能夠成功，你現在或許就不會看這本書了。因此，請你忘掉那一切，愈快愈好。

無來由的恐慌，不管是過去、現在，還是未來，都會令人感到很不舒服，因此你應該盡快戰勝它。爲此，你最該做的，就是在運動競賽中想要擊敗對手時會做的一件事：找出對手的弱點，接著就在那裡給予對手迎頭痛擊。

在你的情況裡，對手就是「恐慌」。它們同樣也會有一堆弱點，這些弱點則取決於恐慌偏好在哪種感官管道發作。藉助以下介紹的應急技巧（這些技巧都是我多年來在實際治療中測試與改良過的），確實可以幫助我們在短短幾秒鐘之內阻止方興未艾的恐慌。不過，在此之前，我們得要先藉助幾個簡單的測驗，找出完全屬於你個人恐懼結構的最大弱點。

緊接著，你則會認識幾個「模式斷路器」，往後就可以藉助它們來阻斷大腦中所儲存的恐懼連鎖反應。這項技巧可以立刻發揮效果，如果你愈常練習它，正向的效力就能維持得愈久。

順道一提，模式斷路器的抑制恐慌作用，可說是難以置信地強大，以至於我的許多患者在第二次的治療中就會對我說，這項技巧所帶給他們的幫助，遠勝於先前多年的服藥與治療。

當然，這樣的成果只有當你眞的能夠容許它時，才有辦法取得。一個堅信悲觀主義的人，或許會表示：「這麼簡單的技巧，倘若眞是如此有效，老早就被運用在其他治療上。」遺憾的是，正是這樣的說法，讓他封阻了必要的心身作用機制。

相反地，一個人如果願意接受某些新事物，就能立刻掌握一些有效的工具，藉助它們，他就可以愈來愈常靠自己的力量擺脫焦慮或恐慌。在自己日益強大的情況下，所謂的「恐恐懼症」，也就是對於恐懼的恐懼，會在短短的幾週內跟著消失。因爲，一個人若是先學會了如何在短短幾秒鐘之內止住自己的恐慌，很快就不會再害怕被突如其來的恐慌侵襲。而這又會進一步讓恐慌愈來愈少出現，終至完全消失。

如果你已經在服用抗焦慮的藥物，請注意以下這個重要的提示：請你千萬別被初步的成功給誤導，從而提前停用所有的藥物。你的大腦目前已經非常習慣那些物質，突然停用可能會引發某些令人不快的附隨現象。在你開始於醫師的監督下小心地逐步停止用藥之前，應該先讓自己的情況確實好轉至少六週。

焦慮的感官管道

我們會藉助五種感官管道來激發所有的焦慮，其中大約有九十九%的焦慮發生在以下這三種管道：「看」（視覺管道）、「聽」（聽覺管道）和「感覺」（一種由「動覺」、「觸覺」和「本體感覺」組合而成的知覺，分別根據你感覺到某種運動、在皮膚上感知到什麼，或是在自己的身體內部感知到什麼）。為了方便閱讀，在接下來的陳述，我將簡化地只解說動覺管道。

透過視覺管道，焦慮會被閃現在你內心之眼前的那些畫面所引發。舉例來說，你可能會看到自己變得軟弱無能，看到自己闖了什麼禍，或是看到自己在別人面前出醜。這些畫面多半都會非常快速地閃現。有時會快到你根本無法有意識地感知它們。因此，往後你要留心，自己到底是如何引發焦慮的，這一點十分重要。每當焦慮來襲，你不妨問問自己：「我剛剛是如何激發了焦慮？成因是一個短暫的畫面，是一個我特別關注的感覺，還是一段內心的對話？」

如果是內心的對話，你就是透過聽覺管道引發焦慮甚至恐慌，換言之，是透過你在思想上說給自己聽的那些事情。很少人意識到這一點，但思想是一種聽覺的過程，因爲當我們在思考時，會在大腦裡聽到某種聲音。

舉例來說，你會在思想中告訴自己：「希望恐慌現在別發作！」或「我辦不到這件事，就是承受不了這件事！」每個曾經有過恐慌發作經驗的人都能證明，這樣的想法基本上只會讓焦慮的情況變糟，不會變好。

也許現在你會告訴自己：「我就是完全無法控制這樣的想法，它們就是會這麼跑出來！」這時，你也會藉由自己的聲音在大腦裡感知到這樣的想法。而這樣的想法具有很大的威力，因爲它會讓你感到懷疑，藉此奪走你的能量。

幸好，這樣的想法是錯誤的。因爲你其實可以好好控制自己內心的對話。只不過，至今爲止，沒有人告訴你該怎麼做罷了。然而，在閱讀本章的過程中，情況將會完全改觀。

動覺所引發的焦慮，是由我們會對它投以超乎正常關注的某些身體感受所造成。一個人一旦成了恐慌發作的患者，每個身體上的刺痛、每個短暫的肌肉緊繃，或是每個小小的胃部痙攣，都會立刻被判斷爲警訊或指示，旨在通知恐慌發作馬上又會來襲。

然而，正是由於這樣的過度在意，促使你激發了腎上腺素和組織胺的分泌，從而導致這些身體症狀更強烈。如果你一點也不在意，所有這些症狀將以與它們到來時同樣快的速度再次消退，一如在每個「健康」的人身上日復一日所發生的那樣。

在所有通常由潛意識自動控制的身體功能方面，那些由「動覺」（kinesthetic sense）所引發的恐慌最危險。在這種情況下，我的某些患者會試圖控制自己的呼吸。這必然會造成問題，因爲人們在這裡試圖要控制的，是所有人從第一次呼吸之後就完全自動運行的一種程式。要是我們需要思考才能正確地呼吸，人類或許早就滅絕了！按理來說，特別是對於這類患者，呼吸練習是給他們的最糟建議。如果不學著讓身體回復成自行如它所需的那樣呼吸，就得將所有注意力灌注在根本無須刻意提供協助的那些事情。

順道一提，我的許多患者剛開始都表示，恐慌在他們身上純粹是由動覺所引發。他們還沒有意識到，其實會有一個十分短暫的聽覺或視覺起因，先於那些令人不愉快的身體症狀。或許你也未曾意識到這一點，不過，無論如何，恐慌患者確實「計畫」了恐慌。大多數患者都會察覺到，只要他們聚精會神地做些什麼事，就會一直維持正常狀態。不過，他們一旦開始想像恐慌發作是否或何時會再次侵襲，很快就會出現那些初步徵兆。換言之，在想到恐慌這件事情以後，才引發了下一次的恐慌發作。

不過，基本上，一個內心的畫面或對話，會先行於恐懼的感覺之前；例如「希望等一下不要又恐慌發作」這樣的念頭，或是一個在內心之眼前閃現的畫面，像是無助地倒在地上，或是匆忙逃離曾在那裡恐慌發作的地方。

也就是說，恐慌發作的患者會在事前於聽覺或視覺上，設計出令人不舒服的情境。然而，許多人都沒有注意到，就在恐慌侵襲他們之前，有什麼事以閃電般的速度穿過了腦海，於是他們有意識地感知到的第一件事，就是身體的恐慌反應。這樣的反應會在每個人身上以不同的方式表現出來，諸如暈眩、手腳發癢、胃脹、胸悶或心悸等，都是常見的形式。

這項認知非常重要，因爲我的許多患者起初都深信，恐慌是從天而降，只不過是在身體上表現出來。當他們愈快了解到，在恐慌發作前，確實有某些負面的內心對話或影像先出現，是它們觸發了恐慌的連鎖反應，他們就能愈快提前阻止這種連鎖反應。

如此一來，恐慌的身體感受就會愈來愈少出現，並隨著時間而慢慢停止。不過，在接下來的章節裡，我將爲大家介紹一些應急技巧，在稍事練習後，藉助它們，你也可以快速排除那些令人不舒服的身體症狀。如果你能掌握愈多可以有效對抗恐慌的工具，對於恐慌的恐懼也將愈快消失。

然而，如果你只是滿足於這些應急技巧，將會是個錯誤。唯有當你將那些真正的成因一併排除，換言之，排除那些往往受到經年累月錯誤訓練的思考方式，你才能眞正長久地擺脫恐慌。前述的十句法能在這方面帶給你很大的幫助。一個人如果能夠把恐懼規畫到因此引起眞正的恐慌發作，他同樣也可以學著規畫輕鬆，藉此逐步地重拾幸福生活。

爲了完整起見，在此我得稍微提一提透過氣味或味道所引發的恐慌。在所有恐慌發作裡，只有少於一％的情況，是由嗅覺管道（聞）或味覺管道

（嚐）所觸發。在這類情況裡，原始的起因多半都是某種創傷經驗，它們可能是由某種特別嚴重的意外、某種暴力犯行或某種悲慘的不幸事件所造成。在那樣的事件裡出現的某種氣味或味道，往後就會變成一再發生的恐慌發作導火線。

在這種情況下，有時可能不僅得要利用本書所介紹的種種技巧，還得額外藉助醫療催眠，將那些嗅覺或味覺的記憶刪除或覆蓋。如果你是屬於這個在比例上相對微小的患者族群，不妨跟我們聯絡，我們和許多傑出的催眠治療師保持聯繫，很樂意爲你引介。

模式斷路器：對抗焦慮和恐慌的祕密武器

焦慮和恐慌會依循特定的模式，而這一切會在我們不知不覺中進行。我們不必非得長期研究才能發現這種模式，事實上，誠如你馬上就會明白，只要幾個簡單的測驗就夠了。只不過，由於每個人各以不同的方式建構自己的焦慮或恐慌，因此所有常見的焦慮模式，未必會在你身上同樣強烈地顯現。有些會非常明顯，有些則否。請你先專注於明顯的模式，先訓練與此相應的「模式斷路器」，藉以盡可能迅速取得初步的成果。

順道一提，在找出模式上，日常用語往往能給予我們很大的幫助。因爲早在數個世紀之前，許多模式就已經「隱藏」在俚語的表述中。所謂的「思想旋轉木馬」（Gedankenkarussell），就是這方面的一個例子。我們之所以會說「旋轉的」思想，其實是有原因的；如果多投入一點注意力，幾乎每個思想旋轉木馬在腦海裡再度轉動的人，確實都能觀察到，它是怎麼旋轉的。向左轉或向右轉，像是一個站著的輪子，或是一個躺著的盤子。此外，一曲前後搖擺的華爾滋，或是一個向上或向下盤繞的螺旋，也經常出現。

一旦你辨識出個人的旋轉方向，就會發現其中所關乎的是某種一再重複的模式。也就是說，總是會朝同樣的方向旋轉。

下一回，當思想旋轉木馬又在你的腦海裡轉動起來，將是測試你的第一個模式斷路器的完美時間點。請先注意，你的思想旋轉木馬是怎麼轉動的。接著，請你設想一下，它會在你的腦海裡往完全相反的方向旋轉。請你把注意力集中在接下來會發生什麼事。一個可以好好專注的人，幾秒鐘之後就會察覺到，思想旋轉木馬陷於停擺。不過，請你特別在剛開始時，先專注於腦海裡的這個反向旋轉至少十秒鐘之久。請記住，你有多麼迅速明顯地變得比較平靜而輕鬆？對於不少人來說，這個久違了數週甚至數個月再度讓自己的大腦回復平靜的時刻，堪稱是神奇的一刻。

三年前，我的一位朋友想去精神科病房探望她弟弟，請我陪她一起去。這個年輕人已經在那裡住了五週，因爲他完全就像我們經常說的那樣「暈頭轉向」。思想旋轉木馬在他的大腦裡就是停不下來，由於害怕自己會完全失去理智，於是他自願住進精神科病房。

由於他從小就認識我，因此願意回答我所提出的一些不尋常的問題。我請他告訴我，他的思緒是如何旋轉的。藉由手部的運動，他讓我了解到，他的思想旋轉木馬是向右旋轉的。接著，我請他對同樣的思想旋轉木馬密集地設想一下，它得在腦海裡向左旋轉，而且他的所有注意力只能投注在反向的旋轉上。

他轉身坐到一張椅子上，照著我的話開始做，我則在一旁仔細觀察他。在過了整整一分鐘後，他開始露出笑容，接著有幾滴眼淚奪眶而出，沾濕了他的臉頰。隨後便站起身來，緊握住我的手，激動地對著我說：「平靜，幾週以來首次在我的大腦裡終於只有平靜。」

此後，每當他的思緒又開始旋轉，他就會藉助這項技巧。他愈常這麼做，大腦就愈快回復平靜，效果也會維持得愈久。過了整整一週之後，他就可以離開精神科病房，不久之後他也完全回復正常，再度返回工作崗位。

檢測你個人的焦慮起因

爲了進行這項測驗，你需要幾張紙和一支筆。我們將會示範找出兩種焦慮起因及兩種良好感受的起因。爲此，我們將會分別觀察焦慮的三種主要管道，首先是「聽」，其次是「看」，最後則是「感覺」。在每個恐慌發作的患者身上，都會有一種感官管道特別強烈地參與了恐慌發作。儘管如此，將三種管道都放在放大鏡下仔細審視一番，其實很有幫助。因爲一旦某個恐慌模式受阻，恐慌會傾向於從一種管道轉移到另一種管道。唯有當你能夠針對這三種管道阻止恐慌，才能夠迅速且持久地消除自己的恐慌發作。

我們先從聽覺的恐慌成因開始。請你寫下最常在恐慌發作前閃過腦海的兩個句子。它們可以是「拜託，現在千萬不要發作，一旦在這裡發生，那絕對是個災難」，或「天哪！現在我得穿過一條隧道，希望別在裡頭塞車」。以下這個句子同樣「頗受歡迎」——「我走不出這裡，我相信過一會兒，就會暈頭轉向。」上述這些都只是範例，請你找找完全屬於個人的內心對話，接著請你盡可能「逐字逐句」準確地寫下，在恐慌發作之前或之際，閃過腦海裡的那些句子。

接著，請你再寫下另外兩個令你印象深刻的句子。這兩個句子是，有人曾經告訴過你什麼事情，讓你感到非常幸福。重要的是，直到今日，當你密集地回想那些話時，還是會在內心產生美好的感覺。也許你所想到的是，當孩子對你說，你是世上最好的媽媽或爸爸，所發出的聲音。或者你所想到的是，某位上司給你的嘉許，你曾因此由衷地感到高興。有些人則會想到，在最終射入關鍵球的那一刻，自己或所屬的團隊發出的歡呼聲。請你立刻著手找出這四個句子，直到你在紙上寫下那四個句子後，再繼續往下閱讀。

好了嗎？那麼，請你在這張紙的上方寫上「聽覺」，然後把它擺在一旁。

請你拿另一張紙，先在上面寫下兩種情景。在那些情景中，你曾經特別強烈地感受到焦慮或恐慌，那些情景的畫面至今仍鉅細靡遺地留在你的腦海裡。那是什麼時候的事，究竟在哪裡發生？當時是否有別人在場，或是你獨自一人？到底發生了什麼事，無論是眞實的，抑或只是想像的，你當時看到了什麼？

許多人會在那當中看到自己軟弱無力地跌倒，或是自己開著車逆向行駛或衝向護欄。這一切幾乎從未眞實發生過，不過，光是想像的畫面，就足以引發眞正的恐慌。除此之外，請你再寫下一種明顯是負面的情景，但你在那當中卻沒有恐慌發作。那個情境必然是多年前的事，像是一場與伴侶的激烈爭吵、一場意外、一場特別令人痛苦的失敗，或是諸如此類的事情。

接下來，爲了讓你能夠正確地進行這個測驗，你同樣需要相應的正面畫面。因此，請你從記憶中找出能夠清楚地以圖像方式呈現給自己的兩個正面情景。不少人會想到自己的第一個小孩出生時的情景、一場費盡千辛萬苦好不容易通過的考試、一個令人回味無窮的假期，或是一個終於實現的夢想。請你在這裡只擷取明顯屬於正面的記憶，換言之，不要驚心動魄的生產過程，如果你和對方現在已經分手，或是你們的愛情早已消逝，那就不要找愛得死去活來的情景，如果你在那次度假時已爲恐慌發作所苦，就不要找那次度假的情景。

也許這個部分一開始對你來說有點困難，因爲你的大腦早已不再習慣召喚明顯屬於正面的回憶。不過，如果你正確地做了十句法練習一段時間後，對於這個練習將不會再有任何困難，因爲你的大腦這時已經重新編織過了。請你立刻找出這四種情景並寫下後，再繼續往下閱讀。

好了嗎？那麼請你在這張紙的上方寫上「視覺」，同樣把它擺在一旁。

現在，我們所缺的只剩下動覺的起因。爲此，請你在另一張紙上寫下，一旦恐慌發作再度上身，你能明顯感受到的所有令人不快的感覺。請你在每種感覺之間空兩行，之後我們還會用到這些空間。

請你在這裡不要寫心悸，即使心悸是最顯著的一種感覺。心悸其實「只是」腎上腺素噴出的一種伴隨現象，一旦你主動使用模式斷路器，這種現象就會自動消失。

此外，快速的心跳基本上對你的健康無害，即使在當下感覺像是對你的健康有害。當你劇烈地運動、激情地做愛，或是觀賞緊張刺激的電影，也會讓心臟劇烈跳動。可是，特別是運動，衆所周知，它對於我們的健康有正面影響。因爲心臟無非就是肌肉，當它承受愈多負荷，就會變得愈強。你的心悸是由於分泌腎上腺素或是一千公尺短跑所造成的，到頭來都無關緊要，在這兩種情況下，你都訓練了心肌，它們也因而變得更強壯。

所以，請你寫下在恐慌發作的過程中可以感知的其他身體症狀。也許是暈眩、手腳發癢、胸悶或喉嚨卡卡。請你盡可能準確地描述那種感覺，同時也請你注意感覺的方向和溫度。舉例來說，如果你感覺到手臂裡彷彿有螞蟻在鑽動，請注意一下那些螞蟻是往手臂上面還是下面鑽，那種感覺比較傾向於冷還是熱。如果你還額外想起了某種顏色，例如紅色，也請你一併寫下。

你能爲那種感覺列出愈多細節，之後將會愈容易在短短幾秒鐘之內止住那種感覺。舉例來說，胃部的壓力感可能是由內向外，也可能是由外向內，它可能像是被刀尖刺入，也可能像是被重拳猛擊。暈眩則可能會以旋轉或搖晃的方式出現。在這裡，我們可以確認一下方向，究竟是向左轉還是向右轉，是前後搖晃還是左右搖晃。

你可能要在那種感覺再次出現並刻意觀察之後，才能正確地描述它。如果是這樣的話，請你到時候再寫下那種感覺。請先把這張標題爲「動覺」的紙張放在隨手可得的地方，把下一回的恐慌發作視爲揭露個人恐慌發作最後弱點的一個良機，如此一來，你也能在這個層面成功地克服它。

你可以這樣揭露自己的恐慌弱點

請你設法讓自己有幾分鐘的時間不受任何打擾，舒適地坐好，然後把寫了「聽覺」標題的那張紙拿在手上。我的許多患者在剛開始進行接下來的測驗時，會很混亂、浮躁。有些人需要花一會兒工夫，才能讓自己專注到確實可以針對性地聆聽內心。不過，如果給他們足夠的時間，最終所有人都能成功找出恐慌這個特別重要的弱點。因此，請你對自己有點耐心。

這時，請你只在思想裡默唸頭兩個寫下的恐慌句子。也許這時候在你身上會發生什麼值得注意的事，不過，請留心一下，你是否感覺得出某一邊比較明顯能夠聽到這些句子。是左耳，還是右耳？如果你無法立刻確認，請不斷地重複那些句子，直到你能明顯感知它比較傾向哪一邊。順道一提，有些人在閉眼進行這項測驗的情況下，會比較容易將這些負面句子歸到某一邊。如果你是在大腦的正中央感覺到這些句子，那麼請測試一下，這些內心的對白比較容易偏往哪一邊，或者它們無論如何就是不想偏向某一邊。請你接著寫上是否比較明顯地在大腦的左邊或右邊，感知了這些負面句子。

接下來，請你對剩下的兩個正面句子重複這項測驗。耐人尋味的是，在我的患者中，大約有九十一%的人，可以很快地確認兩件事：第一件，那些想法確實在某一邊會比在另一邊聽得更清楚；第二件則是，換邊會取決於所涉及的是正面還是負面的想法。

如果你目前是屬於少數還無法明確判別各是哪一邊的人，也不要把情況看得太嚴重。這只不過代表著，你的恐慌偏好別的管道，那些方面也有適合的測驗與技巧，我們很快就會在後面章節看到。儘管如此，還是請你將這個小測驗做完，或許還是會遇到一點驚喜。

事實上，那些非常專注的人的確很快就發現，他們至少在主觀上會根據大腦半球來區分好與壞的想法。我在治療工作中得出的觀察結果顯示，在我的患者中，約有五十一％的人偏向於在左邊聽見壞的想法，在右邊聽見好的想法，另有四十二％的人，情況正好完全相反。

這當中已然呈現另一個明顯的模式，那就是不同的感覺狀態顯然會優先在不同的大腦半球被感知。

接下來，請你拿起標題爲「視覺」的那張紙，然後先用那些負面的畫面重複這項測驗，繼而再改用正面的畫面。在你們之中，那些已經可以在聽覺層面上清楚辨識大腦半球區別的人，也可能在畫面上看出這種分別。他們在某一邊聽見與看見負面的東西，相應地，在另一邊則聽見與看見正面的，或至少是情感中性的東西。

如果你在「聽」的方面還是有困難，但這時候可以在「看」的方面辨識出偏向「好」的一邊與偏向「壞」的一邊，那麼你的視覺取向或許比聽覺取向更強。在這種情況下，再度進行測驗時，能輕而易舉地爲「聽」做定位，是相當常見的事。

在我的患者中，大約有七%的人，無法在內心的畫面或對話上，找出比較好發的一邊。在他們身上，所有的感覺似乎都出現在中央。這種現象主要可在那些焦慮症已然擴大成憂鬱症的人身上觀察到。這類患者往往會有睡眠障礙和所謂「晨重」的問題。這代表著，他們的心情在早上會明顯比在晚上還要糟。不過，請你別因此感到沮喪，因爲同樣也有針對這方面的技巧；關於這一點，我在後頭還會再詳細說明。

在我的患者中，大多數的人都可以明顯察覺出好與壞的分別，在他們身上，無論是負面的影像，抑或是負面的內心對話，都出現在同一邊。在一百個人當中，只有兩個人在聽覺與視覺方面會有區分。在這種情況下，他們會在自己的左邊感知負面影像，在右邊感知負面的內心對話，或是顛倒過來。

不過，這對以下要介紹的技巧完全沒有影響。因此，請你先安心地測試一下，你在哪裡感知到什麼，如有必要，對後面的各種練習進行相應的調整。

除了思想旋轉木馬的旋轉方向，現在你又認識了另一種模式，我們的大腦會根據它來製造正面或負面的思想。我們會在大腦裡區分出好的一邊與壞的一邊。在下一節裡，你將進一步了解到，如何針對性地利用這種模式，藉以迅速擺脫焦慮或恐慌。藉助其他的模式斷路器，你將可以逐步收回對大腦的控制權，直至終能重拾完全沒有焦慮與恐慌的日常生活。

重要提示：在一百名患者中，有九十六個人會有迅速且明顯的改善；至於其餘的四個，在起初的兩到三天裡，則會對以下所要介紹的各種練習產生矛盾的反應，他們會感到煩躁、不安。不過，這樣的情況總是在過了幾天以後就會好轉，接下來，練習的作用也會漸入佳境。

阻止視覺引發的恐慌

事前提示：我將一再提及你會把它們召喚到內心之眼前的那些畫面或情景。可能是某些經歷的回憶，也可能是某些幻想，或者是這兩者的混合。基本上，在那個過程中，你會看到某種在大腦裡播放的「影片」，其中，令人心生恐懼的場景，比起中性或正面的場景，多半會明顯快速地放映。

有些人在這裡需要一點練習與專心，才能有意識地感知，至今為止他們的大腦完全自動地做了什麼。因此，如果你無法一下子就成功，請你對自己要有一點耐心。根據我在治療工作中所獲得的經驗，或早或晚，幾乎每個人最終都能有意識地感知在大腦裡播放的那些東西，繼而在下一步主動地改變它們。

視覺的轉移技巧

請你找出一個特別能夠妥善予以視覺化的負面情景，無論這個情景是你確實經歷過的，或只是在幻想中。順道一提，在進行這項練習時，把眼睛閉起來，也會很有幫助。這時，請你注意一下，這個畫面出現在大腦裡的哪一邊，接著請你試著將這個畫面轉移到大腦的另一邊（正面的那邊）。請你現在立刻做這個練習，觀察一下會發生什麼事。在這裡，你不會做出什麼錯事。這裡所涉及的，就只是去了解你的大腦何時、在哪裡與如何做些什麼。

請你盡可能在做完這個練習以後再繼續閱讀，如此一來，才不會讓以下的敘述影響到你所感知的東西。所以，請你現在就召喚一個確實是負面的情景。一旦你明顯地在壞的那邊看到這個情景，請試著將它轉移到好的那邊。

練習好了嗎？你已經能察覺出什麼了嗎？在大多數人身上，那個畫面會停在中間，彷彿它拒絕移動到大腦的另一邊。這種情況完全正常，因爲你的大腦從未學過在另一邊將負面的影像視覺化。

對於在視覺方面特別具有天賦的人，在這個較早的階段裡，已經能將畫面轉移。如果你屬於這個族群，將發現畫面必須有所改變，才能夠被轉移。也就是說，具有負面意涵的情景會先發生轉變，人們才能在好的那邊確實感知到它們。它們必須至少變得中性，甚至變得正面。舉例來說，如果你在左邊感知到一個你驚慌失措地坐在一輛汽車裡的畫面，在右邊所會感知到的情況可能就是，你很平常地坐在車子裡，或許就像恐慌還沒發作前的情況。

訣竅在於，不要緊抓住負面的影像，而是要允許它們改變。耐人尋味的是，我們完全不需要知道，它們是如何改變的。你大可在大腦工作時只在一旁看著就行，或許你不會相信，它多麼輕易地就能在某一邊只喚起負面的情景，雖然它在另一邊只能製造出中性或正面的情景。

有些患者多年來不斷試圖擺脫自己的焦慮或恐慌，卻始終徒勞無功。他們起初會一時無法直接應用這種轉移技巧。不過，藉助另一項準備練習，這些障礙最後還是會被克服。在這種情況下，請你想像一下，內心之眼看到了一台電視機；一台還沒有打開的電視機，就放在一輛手推車上。接著，請你練習一下，將這個畫面先從左轉移至右，然後再從右轉回到左。

請你持續將那台想像中的、置於手推車上的電視機，在你的內心之眼前往左和往右移動，直到你感覺自己能夠成功地辦到這件事。這時候，你才將電視機放到負面的那一邊，然後藉助自己的想像把它打開。接著，請你先在螢幕上喚起一個確實爲負面的記憶，最好是某個寫在以「視覺」爲標題的那張紙上的情景，然後請你再把電視機轉移到正面的那一邊。

一旦它跨越你的視野中央，螢幕上就會出現短暫的白色雜訊，接著畫面會跟著改變。這時，請你觀察一下究竟發生什麼事。螢幕依然一片漆黑，還是原本那個情景會以中性甚或正面的版本出現？即使電視螢幕剛開始時只是一片漆黑，也是你的一大成功，因爲你已經透過這樣的方式，學會如何才能阻止大腦喚起負面影像。

如此一來，你就學會了一項有效的應急技巧。

你愈常訓練這樣的轉移，大腦就會愈自動地採取這套新方式，來處理那些令人恐慌的影像。就算剛開始時，在正面的那邊「只是」負面的影像消失，隨著時間過去，你還是會發現，大腦不久就會開始自行在正面的那一邊讓愈來愈多宜人的情景產生。

舉例來說，許多人原本會在自己的左邊見到這樣的景象：自己受到一場恐慌發作的侵襲，在倉皇無助之際，跑出了超級市場，無法完成原本計畫好的購物行程。然而，一旦他們將這樣的畫面移往右邊，情況就會發生改變。這時，他們會看到自己帶著大包小包的東西，滿意地離開了商場。或者，他們會在負面的那邊看到自己是如何驚慌地尋找廁所，因爲不適的腸胃又再次瘋狂地攪動。相反地，在正面的那邊，他們則看到了自己在人行步道上輕鬆閒晃，好整以暇地欣賞一個又一個美麗的櫥窗。

爲何這麼簡單的技巧會有效？背後隱藏了什麼神經生理學的原理？從負面的那邊轉移到正面的那邊，是一種所謂的「模式斷路器」，它會直接影響到腎上腺素與組織胺的分泌。

你的大腦長年以來被「訓練」成當你確認了某種符合的起因，就會相應地分泌這兩種神經傳導物質。起因可以是一個恐慌的畫面，可以是一段負面的內心對話，也可以是對某個不舒服的身體感覺的專注。隱藏在背後的模式是，它偏好發生於大腦的某一邊。因此，光是將你的注意力轉移到大腦的另一邊，就足以阻斷這個長年被訓練的模式。如此一來，就能阻止大腦完全自動分泌組織胺和腎上腺素，進而阻止了所有由這些神經傳導物質引發的負面身體症狀。

視覺轉移的替代技巧：變焦技巧

有些人雖然能夠看到那些影像，但就是無法做到將它們換邊。即便如此，也不必過於沮喪，因爲你還可以試試另一種方法。接下來，我所要介紹的第二種技巧，對於那些已經能將影像換邊的人，也同樣適用。這項技巧可稱爲「變焦技巧」，就連那些已經嚴重到從焦慮症轉爲憂鬱症的人，透過這項技巧，往往比藉助轉移技巧更能獲得顯著的改善。

我將用治療工作中遇過的實例，以最簡單的方式說明這項變焦技巧。

曾經有一位年輕人前來求助於我，當時，他表示自己再也無法開車上高速公路。經過一番測試，我們發現他的恐慌主要是由視覺引起的。只要涉及必須決定該走比較快速的路線回家，也就是取道高速公路，或是該走比較安全、但明顯比較遠的路線，也就是一般公路，他的腦海裡就會突然浮現一個畫面。

他在那裡看到了自己是如何在高速公路上突然恐慌發作，接著自己的車子就一直閃著警示燈，停在公路右邊的緊急停靠車道上，直到恐慌情況逐漸和緩。也就是說，他在形式上藉助一幅「恐慌影像」，設計了當他選擇高速公路時，就得再次經歷一種令人不舒服的情況。因此，他愈來愈常選擇必須穿越許多村莊、九彎十拐的路線，直到他完全放棄取道高速公路，藉以避免再度遇上恐慌發作。雖然他的恐慌發作經驗其實只有唯一的那一次。

這樣的情況大約持續了兩年。最近，他的替代路徑由於道路必須進行大規模整修，得要封閉幾個月，如果還是不想取道高速公路，最近的替代路線每天將不只多花他二十分鐘，而是一個小時。

這位年輕人算了一下，原本每天多花二十分鐘繞路，每年已經浪費掉八十三個小時，他實在不願意浪費這麼寶貴的休閒時間，只因爲自己無法克服恐懼，就平白損失了三倍的時間。於是，他跟我們約了一個時間，前來診所求診。

我先和他一起勾勒一幅正面的對應畫面，在那當中，不再有恐慌，而是充滿了成功與輕鬆。在這幅「目標畫面」裡，他看見自己充滿自信地駕車駛過高速公路，不到五分鐘之後，他就順利開到了自家門口，在那裡開心享受著重新獲得的休閒時間。

接著，我要求他，仔細想像原本那幅讓他心生畏懼的畫面。不過，一旦他能夠在自己的內心之眼前感知那幅畫面後，就要專注於讓那幅畫面迅速變小。一旦他將那幅恐怖的畫面「縮小」到只能看見一個微小的點，就得從這個點很快地跳出先前我們一起勾勒的那幅「目標畫面」。如同電腦彈出的視窗般，那幅畫面得要彈出來，並且鮮明而友善地停留在他的內心之眼前。那彷彿是他美好未來的一張快照，只要他能夠再度輕鬆自在地行駛在任何高速公路上。

接下來，他得再一次回想那幅恐怖的畫面，並且立刻將它縮小到只能看見一個微小的點，然後再從那個點將正面的目標畫面整個放大出來。我先讓他花幾秒鐘去感受一下目標畫面的美好能量，接著再請他把整個過程重新做一遍。

我讓這位年輕人先把恐怖的畫面縮小，緊接著再鮮明地將目標畫面彈出於他的內心之眼前，一共七次。在練習結束時，我要求他，隨自己高興，在思想裡逗留在那幅目標畫面一段時間。

隨後我問他，對這個練習有何感受？是否注意到了什麼？他的回答頗出人意料：「當我第四次得要重回那幅恐怖畫面時，就幾乎無法確實感知到它。我只看到了一些不曉得是什麼縮成了一個微小的點，緊接著那幅美好的目標畫面就立刻自動地從那個點放大出來。」

我們約定好，從今以後，要是那幅恐怖畫面又來報到，他就使用這個技巧。除此以外，他還根據十句法及五感管道技巧的原則，針對以下這個句子進行練習：「我喜歡開車行駛在高速公路上。」

過了不到三週的時間，他聽從內心的鼓勵，首次取道高速公路開車回家。他感到十分訝異，自己居然可以那麼輕易地做到這件事。從那天起，他每天都行駛這條路線，原本那種令人不舒服的感覺雖然已經變弱，但有時還會出現，不過，隨著時間過去，那種感覺最後終於完全消失，他再度可以在沒有任何恐懼感之下，開車前往各地。

慢動作技巧

還有另一種技巧，在其中，正面的一邊與負面的一邊無關緊要。就算前述的那些技巧在你身上已經能好好地發揮作用，我也邀請你嘗試一下這項技巧。在對抗恐慌的這場戰爭中，你所能運用的工具愈多，將會愈有安全感，也會愈篤定地認爲，自己現在已經強大到足以終結那些習得的迴避行爲。

這項名爲「慢動作」的技巧，奠基於一項事實，那就是：恐怖的畫面在大腦裡基本上都是快速放映。在第四章中，我曾借用看電影的例子指出這一點。當你觀看一部恐怖片，主要都是在快速地發生什麼事情時，才會受到驚嚇。相反地，如果那些畫面改以極慢的速度放映，換言之，改以慢動作的狀態，同樣的畫面幾乎就無法讓你受到任何驚嚇。

因此，視覺所引發的恐慌有個絕對的弱點，那就是：它唯有在快速的情況下才會起作用。至於慢動作技巧如何利用這個弱點在幾秒鐘之內迅速排除恐慌，我想再次利用治療工作中的實例來爲大家說明。

二〇一五年一月，有一位二十七歲的女性患者前來求助。這位女性長久以來一直深爲恐慌發作及強加給自己的某些想法所苦。在此之前，她曾做過四年的治療，可惜完全沒有成效。大約從三年前起，她開始服用抗憂鬱藥物，所帶來的唯一效果就是：體重增加了三十多公斤。

她告訴我，一切是這樣開始的：在她二十三歲那年的生日過後不久，有一天，她想搭乘柏林的地鐵去拜訪朋友。突然間，有個畫面在腦海裡閃現，那是一個短暫的情景，她看到自己跳向快進站的列車前面，接著就被輾過。她被這樣的影像強烈地驚嚇到，從那時起就一直很害怕這樣的情況會重演。

她愈是對此感到害怕，在往後的幾週內，這樣的畫面就愈常出現在腦海裡。雖然她完全沒有自殺的念頭，但還是愈來愈刻意迴避地鐵或城市快鐵，到後來光是看到軌道，就足以令她恐慌發作。她愈是往一種迴避行爲過渡，她就愈害怕自己有朝一日眞的會做出那樣的事。

我問她，究竟是什麼引發了她的恐慌，她告訴我，應該是一再閃現在內心之眼前的畫面。那個她跳到列車前面的情景。當我問她，是否曾以慢動作的方式想過那個情景，換言之，以極慢的分格鏡頭，她困惑地看著我，隨即對我說：「當然沒有，那會很恐怖！」我接著問她，到底是從哪裡知道那樣眞的會很恐怖；顯然，她從未嘗試這麼做。

我刻意加重語氣且放慢速度告訴她：「請妳想像一下，那個跳躍的瞬間被放慢到，從第一個肌肉收縮到妳最後碰觸到鐵軌，總共需要十分鐘的時間。在過了大約五分鐘之後，妳飄浮在半空中，一公釐接著一公釐地往軌道方向移動。在這段期間，妳有足夠的時間，好整以暇地觀察，地鐵列車如何一公釐接著一公釐地向妳靠近，在此同時，地鐵駕駛員的臉孔由於驚嚇正十分緩慢地扭曲成一個奇怪的表情。」

我一邊說，一邊觀察著這位患者對我所描述的畫面有何反應，最後她有點麻木地表示，整個情景根本可笑至極，這樣當然不會造成任何驚慌。她在那個時候還沒意識到，這個多年以來讓她再也不敢搭乘任何列車的情景，只要播放得夠慢，就不會再引發任何恐慌。

她逐漸明白，其實自己可以控制，是要讓那些畫面在腦海裡短暫地閃現，還是慢慢地處理。

同一天下午，她在多年後再度步下了通往地鐵月台的階梯。那個恐怖的情景當然又浮現，但她強迫自己，不是壓抑它，而是讓它以極慢的速度播放。就這樣，她確實可以站在原地，等待列車進站。當車門打開時，她鼓起勇氣走進車廂內，經過了那麼長的一段時間，她終於再度坐了四站，一直坐到家門口。

從那時起，她深感自豪地每天訓練這個新的行爲。在第一週，那些令人不愉快的畫面，每天還是會出現；到了第二週，只出現三次；到了第三週，更減少到只剩一次；從第四週起，那些畫面不再出現，因爲她的大腦已經學到，那些快速的恐怖畫面再也不受歡迎。

唯一的一次治療與一項技巧，遠比她多年來所有的治療與不必要的藥物更爲有效。順道一提，在她完全停用那些藥物之後，減重再也不是問題；截至目前爲止，她距離自己的絕對理想體重只差六公斤。

大多數人都認爲，一旦被恐慌侵襲，就必須轉移注意力。遺憾的是，至今爲止，同樣也有不少治療師認爲，這樣的應對方式是正確且適當的。然而，人們藉由轉移注意力打發的那些引發恐慌的想法或畫面，其實還會再回來。它們會一而再、再而三地復返。在第四章中，我用回力鏢比喻過這種現象；在它被投出之後，過不了多久就會飛回來，稍有不慎，還可能直接打在投擲者頭上。

這也應了我很喜歡的一句愛因斯坦的格言；本書正是以這句話爲開場：

「瘋狂最單純的形式就是，一切照舊，卻同時希望情況會有所改變。」

因此，你最好讓那些負面的想法或影像和你在一起，掌握對它們的控制權。被你緊抓住的東西，不會來侵襲你，你也總算能夠開始主動對它們進行反向操作。一旦你改變了這些畫面或想法，它們再也不具有任何恐怖的效果，那麼，只要再經過短短幾週，你的大腦就能將這種新的、宜人的行爲完全自動化。

阻止內心對話引發的恐慌

可以幫助你的思想旋轉木馬停下來的方法，你已經在本章的前文裡學到了。不過，除此之外，還有一些很棒的技巧，你可以藉助它們影響自己的內心對話，繼而戰勝焦慮與恐慌的自動機制，以及與此相連的身體反應。

聽覺的轉移技巧

正如腦中畫面的情況，你也可以讓內心對話，也就是某些想法，從某一邊轉移到另一邊。請你儘管試試看！從標題為「聽覺」的那張紙上，選一句會引發恐慌的話，先注意一下，你在哪一邊可以明顯聽到這句話。接著，請你從負面之耳將它轉移到正面之耳。這時，你察覺到什麼樣的改變？

你是否察覺到了，同樣一個負面的句子，當它被轉移到正面的那邊，要不是再也無法被聽見，就是至少聽起來讓人覺得錯誤、扭曲或不可信？

我的不少患者也曾表示，當他們只專注於「正面之耳」時，話語的內容甚至也會改變。

順道一提，在記憶中的對話方面，也就是，我們曾與他人進行過的某些對話上，這項技巧同樣能發揮相當出色的作用。很久以前，一位朋友曾經對我說過一些非常傷人的話，多年來一直深深地烙印在我的記憶裡。當我發現，自己總能在右耳聽到他的那些話時，便多次刻意地將它們轉移到左耳，然後專注於只在左耳感知他的聲音。那些聲音很快就在我的腦海裡被染上較爲和藹可親的音色，那些曾經是傷人的話語，一下子變得完全不同。這時我才明白，對方之所以表達出這些「批評」，其實是爲了保護我免於被某些令人不快的事情所傷害。從那時起，我們的關係逐漸解凍，後來更在日益頻繁的往來中重修舊好。

如前所述，你會聽到負面言語的那一邊，未必和看到負面影像的那一邊是同一邊。在所有人當中，大約有二％的人，雖然會在左邊感知負面的影像，卻會在右邊感知負面的內心對話，或是反過來。因此，請你先爲自己仔細測試一下，會在哪裡感知些什麼，接著再相應地進行換邊。

至今爲止，我和妻子已經幫助超過三千人進行這項測試，儘管如此，除了迅速的成效以外，我們總會訝異於這項技巧居然無法在治療師圈中廣泛流傳。在我的患者中，大約有七％的人不願意或不能使用這項技巧，其餘九十三％的人立刻就察覺其中具有令人難以置信的潛能，從此以後，便利用這個方法重拾再也沒有恐慌的美好生活。然而，對於那七％的人，還是有另一種技巧可以運用，絕大多數的人遲早都能克服自己的恐慌，不僅如此，這項技巧還十分有趣。

調音技巧

在聽覺所引起的恐慌方面，另一個同樣有效的模式斷路器，名為「調音技巧」。在我的治療工作中，十個患者裡有八個馬上就能做到，並藉助這項技巧讓自己的恐慌顯著減少。

如同視覺所引發的恐慌，由內心對話所引發的恐慌，在速度方面也有一個弱點。"pitching" 一詞是源自英文，有「為樂器調音」和「改變音高」之意。如果你讓一段錄音變得較快或較慢，音調就會改變。如果以快於正常的速度播放錄音檔，音調就會變高且較為急促，如果以慢於正常的速度播放錄音檔，音調就會降低且較為遲緩。

當你在思考什麼事情時，多半會在腦海裡聽見自己的說話聲。由於那是你的聲音，原則上都會相信那些自己正在對自己訴說的事。然而，如果有一個像老鼠般高亢又尖銳的聲音，或是有一個像怪獸般低沉又緩慢的聲音在對你說話，你還會給予同樣的信任嗎？恐怕不會！

我們只信任熟悉的事物。倘若遇到了什麼不熟悉的東西，就會在思想與行爲之間開啓一道審核防線，探究一下所接收到的內容。遺憾的是，當我們在腦海裡聽見自己的聲音時，並不會自動採取這樣的舉措。然而，在恐慌發作的患者身上，尤其需要盡快揭穿與緩和所有引發恐慌的想法。調音技巧能在這方面給予莫大的幫助。

一旦你察覺到思想裡再度陷入恐慌，請隨便想像一個微小且可笑的卡通人物，他代表著那些想法在對你說話。在使用這項技巧之際，你所聽到的雖然始終都是些負面的語句，例如，「這對我來說太過分了，我永遠都做不到那件事。」但你是以完全扭曲的聲調來想像，舉例來說，你可以用像唐老鴨發出的低沉鴨叫聲，或是用米妮那種矯揉造作的高音。

這項十分簡單且相當有趣的技巧之所以那麼有效，是因爲我們的大腦無法同時接受兩種相反的感覺。那些用自己聲音發出的內心對話，會令我們恐慌；某個愚蠢的卡通人物試圖讓我們陷於恐慌時，卻會令我們感到可笑。

某些患者（多半都是年紀較長的患者）剛開始時還會抱怨，如此一來他們的恐慌將無法被認眞地對待。然而，一個人一旦嘗試過這項技巧，立刻就會了解，恐慌發作之所以這麼頻繁，「認眞對待恐慌」的態度正是主要原因之一。

恐慌在這裡彷彿是個耍賴的小孩，在購物大街上高聲吼叫，生氣地坐在地上不肯起來，因爲這一回他未能得到任何糖果。如果你在這種耍賴的反應下認眞對待這個小孩，他會學到只要這麼做就能得逞，我敢打賭，你往後鐵定會更常見到這種行爲。然而，如果你一貫地無視小孩的這種耍賴行爲，耍賴的情況很快就會結束，你會再度有一個聽話的小孩，他會乖乖地問你，自己還能不能得到一點糖果。

最終你想採用哪種技巧打破恐慌，全憑個人的意願。有些人喜歡轉移技巧，對於大腦是如何自行開始將負面想法轉變成正面想法，深感興趣；相反地，有些人則認爲，保留原始的想法，但藉助調音技巧將它們變得可笑，使那些話語再也不能發揮它的負面能量，這種方式比較容易。

藉助一個小小的練習，你就能將所有技巧融入日常生活裡。你會發現，自己不再無助地任由那些會引發恐慌的想法擺布。

順道一提，我的不少患者在調音技巧上還藉助了視覺的管道。他們會想像那些微小、可笑的卡通人物不是在大腦裡說話，而是先跳出大腦，然後裝腔作勢地在他們面前跑來跑去。

這些卡通人物愈荒唐可笑，聲音聽起來愈奇怪，這項技巧就愈能發揮作用。你究竟是要幻想米老鼠、藍色小精靈或小小兵，都隨你高興。你愈不認眞對待的那些卡通人物愈好。

重要的是，這些卡通人物所對你說的，必須是當恐慌再度來襲時，你會告訴自己的那些話語。這裡所關乎的並非是某人對你好言相勸，而是你要認清，至今為止，你如何透過自己的想法把自己推向恐慌發作的境地。雖然是同樣的話語，一旦你聽到的是藍色小精靈或小小兵的聲音，它們對你就不再具有任何殺傷力。還是說，你會認真地聽從這樣一個奇怪的人物告訴你，你該有什麼感受？

在心理學中，人們稱這種思想改變為「解離」（dissociation）。解離代表著遠離什麼，藉此才能批判性地觀察什麼。在這種情況下，我們更容易檢驗那些正在說服自己相信的事物，究竟是與事實相符，抑或是由於我們相信了什麼胡說八道，才信以為真。

不久之前，一位患者前來求診，我傳授了這套調音技巧。在回診時，他滿心歡喜地給我看了一個從出奇蛋裡得到的小玩具。那是一隻拿著大鐮刀的藍色小精靈，它象徵著他一直以來對於死亡與疾病的恐懼。他告訴我，這些日子以來，他一直隨身攜帶這個小傢伙，藉以提醒自己，只用藍色小精靈的聲音來聆聽那些引發恐慌的內心對話。每當他開始將自己的負面想法投射到那個怪腔怪調的藍色小精靈身上，他就會忍不住哈哈大笑。同樣的一些想法，在一週前還會造成他分泌大量腎上腺素，如今他卻能對它們一笑置之。

阻止由身體感受所引發的恐慌之技巧

二〇一四年一月，一位七十二歲的老太太上門求診，在此之前，我們曾經通過電話，她在電話裡告訴我，她很害怕跌倒。在她踏進診所的廊道時，我就發現她顯然十分惶恐地想在牆面上尋找支撐。在她進入診間後，立刻一把抓住離自己最近的一張椅子的椅背，牢牢地握住。她隨即告訴我，她其實患有步態失調。（步態失調是一種在步行時會不斷暈眩的症狀，經常發生在年長者身上。）大約從十年前起，一個醫師換過一個醫師，至今仍無人能幫助她解決這個問題。

趁她還站著的時候，我請她更仔細地描繪一下暈眩症狀。那是一種由左向右搖晃的暈眩，彷彿在一艘與起伏波浪平行的船上行走。我請她試著想像一下，她的暈眩不是由左向右，而是前前後後。她所有的注意力必須有一段短暫時間完全投注在身體如何前後搖晃。過了幾秒鐘，雖然不是很明顯，但確實可以觀察到她開始前後擺動上半身。

這時，我請她放開椅背並往前走幾步。她稍微猶豫了一下，然後開始照著我的話做，走了幾步之後，她頗為吃驚地站住，接著轉過身來，又走了幾步，最後驚訝地看著我。「伯恩哈特先生，這怎麼可能呢？我居然不會暈眩了！」話剛說完，她又試著走幾步，暈眩依然不見蹤影。我請她坐下，可以看得出來她還是對自己所經歷的一切感到難以置信。於是，我向她解釋，在這個小小的專注練習過程中，她的大腦裡發生了什麼事。

不管是恐慌引起的暈眩，還是步態失調引起的暈眩，都與內耳裡的前庭系統（vestibular system）無關。這兩種暈眩都是單獨由大腦引發，因此只能從那裡關閉。如果你的大腦認為，它必須騙你，你在左右晃動，那麼當你在大腦裡施予一個反向刺激，例如藉由想像一下你是在前後晃動，如此便已完全足夠。這時，你的大腦灰質會遇上一個難題——它無法同時執行這兩種刺激，因此就互相抵銷。

這種反向刺激的相互抵銷並不新穎，在物理界已久爲人知。一個聲波會被一個反向聲波（我們可以藉由頻率偏移〔frequency-shift；又稱「頻移」〕來製造反向聲波）完全抵銷。一個運動也會被一個反向運動帶回靜止狀態。藉助一點練習，你可以透過刻意的感知與相應的反向操作，終結那些由心理造成的身體症狀。

在那次治療後，這位七十二歲患者開始努力在反向刺激上下工夫，原本一直困擾她的暈眩，後來確實從她的生活裡消失。隨著症狀緩解，她逐漸停用原先醫師開給她的所有抗暈眩藥物，她的情況也跟著週復一週地好轉。過了三個月後，有一天我在市區裡遇見她，她容光煥發地提著購物袋逛街。這時，她已能夠毫無問題地四處趴趴走，把過去幾年所錯過的慢慢補回來。

施以反向刺激

令人不舒服的身體症狀往往會有許多不同的層面，我們可以針對它們施以反向刺激。除了運動方向以外，還有溫度（冷或熱）、重量（輕或重）、壓力狀態（點或面）、延伸狀態（窄或寬），有時還會有顏色（例如紅色或藍色）或亮度（明或暗）等。也許剛開始你會覺得很奇怪，不過，要是能賦予某種令人不舒服的感覺愈多細節，你就能夠針對性地施予愈多的反向刺激，進而愈容易永久擺脫那些症狀。在這方面，請你利用一下標題爲「動覺」那張紙的空行。

以下羅列了你所能施予的一些反向刺激，只要配合一點練習，你就能輕鬆藉助它們來排除由恐慌引發的大多數身體症狀：

暈眩

- 藉由想像的前後暈眩，排除左右暈眩。
- 藉由想像的左右暈眩，排除前後暈眩。
- 藉由想像的向右旋轉暈眩，排除向左旋轉暈眩。
- 藉由想像的向左旋轉暈眩，排除向右旋轉暈眩。

向某側傾倒的感覺

- 藉由想像的向後傾倒，阻止向前傾倒的感覺。
- 藉由想像的向前傾倒，阻止向後傾倒的感覺。
- 藉由想像的向右傾倒，阻止向左傾倒的感覺。
- 藉由想像的向左傾倒，阻止向右傾倒的感覺。

失去立足之地的感覺

- 當你感覺到腳下的地面正在坍塌，請想像一下：地面到處都裝設了像升降舞台那樣的液壓支柱，一旦你的腳接觸到地面，它們就會向上推擠。

手腳發癢

- 藉由讓螞蟻從上往下爬，阻止螞蟻從下往上爬（反之亦然）。
- 如果感覺是炙熱的，請你想像一下它是冰冷的。
- 如果你在感覺中感受到紅色，請想像一下那個感覺是藍色的。

在體內上升的高溫

● 如果你感覺到在自己的身體裡有股上升的高溫，請想像一下自己正在做一場清涼的淋浴，冷水潑灑在你的身上，將那些炙熱的高溫通通都帶走。

你不需要真的去沖冷水澡。那只是一陣心因性引發的潮熱。即便你此刻無法想像，不過光是在思想上沖冷水澡，對你的大腦就已經足夠了。

喉嚨緊縮

● 這種緊縮的感覺究竟是如何？是否像戴了一條很緊的項鍊在脖子上，你的脖子感覺又重又熱？這時，不妨想像一下，在氣管裡有一根冰涼、平整的不銹鋼管，它正慢慢地變寬，抵銷了項鍊的能量；在這種情況下，那條項鍊有了愈來愈大的裂痕，終至整個掉落。請你以多次深呼吸來結束這項練習，在過程中，請具體想像一下，空氣是如何毫無困難地流過那冰涼且光滑的管子。

胸悶

● 胸悶經常被形容成某個人的胸部彷彿被一條帶子緊緊勒住。在這種情況下，你不妨用力想像一下，肋骨是用不銹鋼所打造，只要你願意藉助它們，便可以輕而易舉地擴張自己的胸部，輕鬆撐斷那條帶子，如此一來，你的肺部又能輕鬆自在地舒展開來。

胃部壓力

● 那股壓力究竟從哪裡來？它比較像是由外向內、針刺般的疼痛，還是像整個胃向內縮成黑暗冰冷的一團？在第一種情況中，你不妨想像一下令人疼痛的尖端完全轉向，換言之，改從內向外推擠。如果你可以用具體的畫面想像一下，看到那個尖端是如何由內向外推擠，疼痛又會有何改變呢？至於黑暗冰冷的一團，你則可以用這樣的方式將它融解：不妨想像胃部開始發光，同時不斷地在腹腔裡膨脹，並且散發舒適的溫暖。

上述這一切都只是擾人的感覺可能會變成怎樣的例子。請你查明自己的身體症狀究竟帶來怎樣的感覺。你所能感知進而相應改變的所有細節，都能幫助你對那樣的感覺掌握愈來愈多的控制權。如果你喜歡做實驗，不妨好好測試一下，哪些強烈的反制感覺或某些反制畫面，能夠達到最佳的效果。

這樣的練習不會對你造成任何傷害，眞正會讓你過得不好的，就只有至今爲止的思考方式。爲了打破那些陳舊且不健康思考模式所做的所有努力，只會是好的，這將會一步步地引導你，走向一種唯有必須被警示的眞正威脅確實存在時，才會再出現恐慌的生活。

不過，這裡同樣適用「你要對自己有點耐心」這項原則。所有這些技巧對你來說都是新的，你得先經過一番練習，才能完美地駕馭它們。如果你愈常刻意地反向操作，就能愈快感受到成功，所希望的效果也會維持愈久。因此，無論何時，當某種令人不舒服的感覺來報到時，請你演練一下這項技巧，就算適合的反向刺激或許具有負面意涵，也請你不要迷惘。如果能辨識出原本那種負面感覺具有「明」或「輕」的性質，那麼就算是「暗」或「重」的反向刺激，也會有正面作用。

或許有人會問，爲何在心跳、呼吸或吞嚥等問題上不施以反向刺激，儘管這些症狀特別會出現在恐慌發作者身上。雖然我已經在前文說明過這一點，不過，從自身經驗得知，許多人閱讀本書都不會依照順序從頭開始，而是馬上跳到個別技巧的介紹部分，所以我再次針對這個問題做簡短說明。

無論是心跳、呼吸或吞嚥反射，都是從出生起就被身體自動控制，完全不需要我們刻意幫忙。如果這些方面還得仰賴思考，人類肯定早就滅絕了。

事實上，那些聚焦於身體三項基本功能的練習，基本上對我們的傷害多於幫助。如果你愈常試圖操控一種自動運行的程式，就愈有可能對它造成干擾。請你把自己想像成一個機械式的鐘錶裝置，裡面的每個齒輪彼此完美契合，每個零件都完美地環環相扣，秒針精準地每秒鐘剛好前進一小格。在你看來，如果嘗試用一把螺絲起子調快或調慢某個小齒輪，是在對這個鐘錶施加正面的影響嗎？恐怕不是。事實上，你的舉動可能會讓那個鐘錶裝置再也無法正常運作。

心跳、呼吸或吞嚥反射的情況，無非就是如此。當你愈早相信身體完全能夠自行妥善地控制這些程式，就能愈快擺脫這些令人不舒服的症狀。只要經常練習十句法及適合的應急技巧，直到你的理智自行停止控制這些全然自動化的程式，這樣就夠了。

不過，在這個過程中，請你考慮到：自己可能用「錯誤的」想法訓練大腦製造恐慌及各種身體症狀，有多久的時間了。在你能再度完全聚焦於目標，而非自己的問題，可能需要幾週的時間，視實際情況而定。一旦你做到這一點，就會完全忘記觀察那些自動完美運行的身體功能，而這樣既美好又正確。

效果絕佳的具體化練習

當某人憂鬱、生氣、墜入情網或累得像條狗時，我們很容易就能看出來。並非只有表情，就連身體姿勢也透露出一個人有著怎樣的感受。精神狀態很顯然會影響身體姿勢。然而，這樣的機制也會逆行嗎？一個改變的身體姿勢或表情，是否眞的會對心理造成可見的影響？

爲了一探究竟，德國心理學家佛里茲．史特拉克（Fritz Strack），在一九八八年構思了一項有趣的實驗。他請一組受試者先閱讀一本漫畫，接著請他們以一個分數評價那本漫畫多有趣。另一組受試者同樣得對漫畫做出評價，不過他們還有另一項任務：在閱讀漫畫時，他們得用牙齒把一支鉛筆咬在嘴裡。實驗結果顯示，咬著鉛筆看漫畫的受試者，明顯比另一組受試者覺得那本漫畫有趣。

在一九九〇年代裡，幾乎世界各地都有過類似的研究，所有研究都顯示出同樣的結果。不只是心理會操控身體，一個刻意擺出的身體姿勢，也會對心理狀態造成巨大的影響。

然而，那支鉛筆背後究竟隱藏著什麼把戲？你不妨試試看。請用牙齒橫咬著一支鉛筆。這時，如果你去照鏡子，會發現臉部自動呈現一個快樂的表情。當然，你最好用臼齒咬住那支鉛筆，正面效果會比只用門牙更明顯。一旦你這麼做，那些開懷大笑時臉部會使用到的肌肉，也會跟著繃緊。

這時，所謂的肌肉記憶會發送一些特定的訊息給大腦，也就是：「我在笑，所以我現在很好！」可是，萬一你在此刻一點也不好，大腦就會立刻反駁回去：「少胡說八道，你現在簡直糟透了！」然而，如果你繼續把鉛筆咬在嘴裡，肌肉記憶也會跟著繼續發送反駁的訊息。大約兩分鐘後，大腦便會放棄反駁，轉而開始將自己的資訊處理調整成能夠配合肌肉的連發訊息。畢竟，大腦這輩子始終接受「調和身心」的訓練。

在心理學中，人們將這種現象稱爲「具體化」（embodiment），有「具身」或「體現」之意。當你下回恐慌發作時，反射性地想要快點吞下鎮靜藥物時，不妨先花五分鐘，用一支鉛筆做一下實驗。稍微付出一點耐心，就能藉此達到同樣的效果，而且還不必擔心任何副作用。

利用強而有力的老闆姿勢

美國社會心理學家艾美・柯蒂（參見第二章），曾藉助所謂的「強而有力的姿勢」來利用具體化的力量，此處的基本構想也是如此，把身體帶向一個唯有當我們確實處於不錯的狀態時，才會擺出的姿勢。順道一提，如果你在心理上狀況愈糟，這個方法就愈有效果。

除此之外，柯蒂還想到，在擺出強而有力的姿勢之前和之後，分別從受試者身上抽取血液樣本，藉以檢驗這種正面效應是否也會反映在血象上。她的確證實了，光是藉由一個改變的身體姿勢，就能在短短幾分鐘內降低血液中幾乎所有重要的壓力標記。

艾美・柯蒂用來進行實驗的那種極爲有效的姿勢，德國人喜歡將它稱爲「老闆姿勢」（Chefpose）。如果想要擺出這種姿勢，你不妨輕鬆地坐在一張舒適的沙發椅上，將雙手疊放在後腦勺，再將雙腳抬高，擱在一張桌子、凳子或另一張椅子上。腳抬得愈高，這個姿勢就愈有效果。因此，無論如何，用一張桌子會好過用一張矮凳。請你保持這樣的姿勢至少兩分鐘，如果能夠保持五分鐘更好。

在這段時間裡，可以測出你的睪固酮濃度會升高，壓力荷爾蒙皮質醇（又稱「可體松」）則會顯著降低。由於皮質醇就是一種壓力荷爾蒙，因此這項練習會非常直接地影響到情緒。即便你現在還無法想像，如果能做到維持這樣的姿勢五分鐘，隨即就能感受到些微的改善。

爲了讓我的患者們能夠確實評斷這種正面效應，我還會建議他們，在做練習前，先以一到十的分數等級評價並記錄自己當下所感受到的焦慮或憂鬱。一代表目前幾乎沒有負面感受，十則代表目前正處於特別強烈的情緒低潮。

在他們剛脫離強而有力的姿勢時，我會請他們重新感覺一下自己，並且評價及記錄自己情緒狀態的好轉程度。有時，焦慮感或鬱悶感的程度，只會從第十級降到第七或第八級，不過在大多數情況，情緒好轉的效果更明顯。

你是否也記錄了自己的前後數值呢？那麼，你現在就有了白紙黑字的證據：再也不會無助地任由焦慮或恐慌擺布了。

Kapitel 6

徹底擺脫焦慮和恐慌發作

大腦會將我們所感知的一切，以神經元連結的形式儲存起來。給予大腦良好的「糧食」，會對轉向與保持健康有很大的幫助。我時常會收到播客聽衆的來信，其中不少人向我表示，光是經常收聽那些免費的簡短音訊檔，就比他們之前所做過的經年累月治療，還來得有幫助。

如果你從頭到尾一字不漏地閱讀本書到了這個階段，那麼你的大腦勢必也有了明顯的轉變。因爲光是在思想上探討這項主題，就足以讓大腦增生數以萬計的神經突觸，在這些神經突觸裡主要儲存了一項資訊，那就是：改變是可能的，你也可以開創一個輕鬆又愉快的人生。

如果你已經開始著手進行本書介紹的一些練習，這樣的效果應該會更明顯，或許你早已取得了初步成果，滿心期待著焦慮和恐慌發作能夠早日終結。不過，一旦你達成了這項目標，還是有一些事情必須注意，如此一來那些成果才能持久。

一切全都好轉了！如何才能保持下去？

本書介紹的所有技巧與練習，全都奠基於大腦研究的最新成果。截至目前為止，科學研究已經清楚證實，我們不僅可以病態地思考，同樣也能健康地思考。想要獲得迅速且持久的療癒，關鍵之一就在於「聚焦控制」。你所關注的那些事物，會更常出現在生活裡。如果你專注於已然取得的那些成果，很快就會有其他成果隨之而來。相反地，如果你把注意力擺在那些「還」辦不到的日子裡，這樣的日子也會跟著愈來愈多。

假設你已經成功做到了整整一週不再有任何焦慮或恐慌的情形，緊接著突然來了一場小復發。不管你信不信，這時主要是由你的「聚焦」來決定接下來的一週會有怎樣的走勢。如果你想著：「這一切全都徒勞無功，我還是一樣不健康。」那麼，你接下來會愈來愈注意是否又有其他復發來襲，如此一來，你正好誘發了它們。

相反地，如果你把注意力擺在已取得的成果，例如，數個月甚至數年以來，你首次在完全沒有恐慌發作下安然度過一週，潛意識就會告訴自己：「哇，多麼了不起的一項成果！剛才只是因爲大腦尙未完成重新編寫程式，才造成一場小小的復發。我沒事。如果我能安然地撐過一週，就能撐過兩週，接著是三週，到了某個時候，就能完全擺脫恐慌。」

幸福且無憂無慮的生活是源自於某種特別的思考方式。然而，遺憾的是，不管在學校或社會，對於這種思考方式，我們都找不到特別好的典範。因此，你不妨自己設法讓大腦優先獲得足夠的正面典範。爲此，有時我們必須檢驗一下，你日復一日都在跟什麼樣的人來往。知名的美國勵志演說家吉姆．羅恩（Jim Rohn）有句名言：

「我們的生活是我們花最多時間相處的那五個人的平均值。」

不用擔心，沒有人要求你現在馬上把配偶或子女趕出家門。不過，仔細思考一下對你來說誰是那五個人，而這些人是否也和直到不久前的你一樣難以做出改變，總是會有幫助的。或許，在你的親戚或朋友中，有某人早已跨出了關鍵性的一步。如果你已經有很長一段時間，再也沒有見過這個人，或是再也沒跟他說過話，現在或許是重新加強彼此交流的一個好時機。

每個願意積極改善自己生活的人，以及每個不讓牢騷滿腹者、悲觀主義者和懶鬼阻止自己追求目標的人，對你來說，與他們來往，都會好過那些一直在抱怨一切有多麼困難與不公平、自己卻從未採取任何反制行動的人。每個人都是自己的幸福鍛造師，現在既然你已經獲得了對此的必要工具，別再遲疑，趕緊著手進行你的鍛造工作。

堅持是值得的！

大約在九年前，我曾經到美國進修，當時有幸認識十句法的前身，我深受其功效震撼，於是決定要將它持久地融入我的生活。從那時起，我便開始撰寫自己的成功日記。在那當中，我總會寫下十件自己尚未實現的心願。每週三到四次，在就寢之前，我會花點時間，按照第四章所描述的那樣，在思想上對著十個句子的其中一句下點工夫。每當有個心願終於實現後，我就會在那個句子後面畫個笑臉，緊接著再找出一個新的心願，藉此保持總有十個在心理上可以致力實現的心願。過去九年來，沒有哪一個月過完之後，我不在某個目標後面畫上一個笑臉。

我從來不曾懷疑，如果沒有持續實行這個方法，或許一次也無法在短短三十天內就取得某些成果。在我瀏覽自己的成功日記時，相當自豪於至今為止我已經達成了超過一百個目標，它們全都讓我的人生變得更美好、更宜人、有趣，或者，單純只是更令人滿意。當然，我也必須承認，有些特別重大的心願，曾經長年滯留在清單上，在我終於能夠在它們後面添上一個笑臉前，得反覆多次對它們下工夫。

我經常會從某些偶爾才遇見的友人那裡聽到類似這樣的評論：「眞是令人不敢相信，自從上次見面之後，你又做了那麼多事情！」相反地，我倒是很少聽到有人會問我：「你到底是怎麼辦到的？」對於那些有時也會問起這種問題的人，我當然很樂意花點時間，好好解釋一下隱藏在我的成功日記背後的祕密。

因此，我要給你的建議就是：請堅持下去，撰寫專屬於你個人的成功日記！即便你的狀況恢復得不錯，也應該每週至少二到三次繼續在十句法上下工夫。我和妻子不曉得還有什麼比它更好的方法，能夠幫助我們營造如自己所願的人生。正因如此，多年來，我們也在身體力行本書所介紹的各種方法和技巧。

當然，你也可以自由決定，唯有在情況再度惡化時，才利用這些有助於實現幸福、充實人生的知識。不過，到時候請你也要認清，你背逆了更好的知識，只爲了貪圖一時的安逸，放棄了隱藏在所有這些方法背後的驚人成長潛能。

只聽實際達成目標者的建議

只因有許多人以某種方式處理某些事情，不代表那樣就是對的。關於如何做或不做某些事情的建議，我只願相信那些已經達到某種境界的人。因此，從今往後，請你務必看清楚，你是從什麼人那裡獲得某種建議或行為開示，那些人是否過著你也想過的生活？如果不是，請你別再聽他們的話，因為他們顯然也不曉得該怎麼做。

我的某位友人就曾經在一場除夕派對遇過這方面的例子。他在那場派對上與一位財務顧問聊了開來，在結束相談甚歡的對話時，對方問他，能否找個時間再聚一聚。對於如何讓我這位朋友的積蓄快速增加，他有一些點子。由於這位財務顧問是個滿親切的人，我的朋友一口答應。於是，一週後他們又在某家咖啡店見面。

當兩人正在等候所點的卡布奇諾上桌時，朋友問對方：「在開始討論之前，我想先問你兩個重要的問題。第一，你做這行多久了？我的意思是，你在這方面有多少經驗？」那位財務顧問頗爲自豪地表示，他在財務這一行已經做了將近二十年，還說自己曾經在兩家知名的顧問公司服務過頗長的一段時間，他甚至拍胸脯保證，業界幾乎沒有第二人選能像他這樣，對這個市場瞭若指掌。

「太棒了！」朋友一邊高興地說，一邊又問了第二個問題：「你已經累積了多少個一百萬？」對方吃驚地望著他，接著結結巴巴地表示：「不，不，請你不要誤會，重點不是我，我們今天之所以見面，是因爲你想增加你的財富。」朋友緊接著說：「不，不，請你不要誤會。如果你眞如自己所宣稱的那麼厲害，你也在這一行做了將近二十年，必然會在這段時間賺得一筆可觀的財富，不僅如此，你應該還讓它們『增値』了不少。若非如此，你顯然不曉得自己在這一行該做什麼，既然如此，我不就等於是問道於盲了？」不用多說，話不投機半句多，那次的會面就草草結束了。

如果你想接受某人所給的某種建議，無論是關乎金錢、旅行目的地或身體健康，你都應該只聽從知道自己在說什麼且有相應實績的人所給予的建議。

爲何沒有更多治療師採用這種方法？

我在自己的治療工作中最常聽到的反應之一就是：「簡直難以置信，這些技巧居然這麼快就能發揮作用。爲何沒有更多治療師採用這種方法呢？」

這是個好問題。我敢肯定，在我們國家裡，沒有哪位醫師或治療師會故意不幫助你。每位醫療人員都會根據自己的知識水準，盡己所能地盡快幫助你。遺憾的是，這些知識水準有時候會過時十二到十五年。然而，這樣的情況也無可厚非，因爲這當中有一個簡單且合理的理由：

在科學界，一旦人們獲得某種新知，必須先將它發表在專業期刊上，藉以將這項訊息告知這個領域裡的其他專業人士，讓他們進一步對此進行檢驗。《自然》（*Nature*）與《科學》（*Science*）是最重要的兩本專業期刊，唯有在這裡發表的論文，才有機會受到全球的關注，繼而獲得進一步檢驗與研究。相對地，希望能在那裡發表的人也多如過江之鯽。因此，一篇論文要挺過批評與修改的階段，終至滿足這些期刊的高要求，大約要經過一到兩年的時間。

如果一篇論文終能獲得發表，其他科學家就會運用那些新知進行自己的研究，如果那些新知背離他們至今爲止視爲正確且有效的知識，他們也會樂於進行反對研究。

大約三到五年後，人們才會逐漸對那些新知產生共識，幸運的話，人們將一致認爲可以把某些知識定位成「獲得認可」。此時，那些知識總算能夠交給專業出版社，由它們以教科書形式出版，進而藉助這些教科書來培訓下個世代的醫師與治療師。不過，就連這個過程也得耗費許多時間，畢竟所有教材都得被重新設計及檢驗，還得讓它們和整個專業領域完全契合。

這樣的過程，短則數月，不過，要是那些知識與現行的學術觀點有太大出入，長則需要數年。到了那時候，教學計畫才會做相應的調整，而這只能一年一年慢慢來。

等到終於有了可用的新教材，原先的新知早已過時五到八年。然而，無論是大學還是學生，都負擔不起每年在每個專業領域製作全新的教材。依照大學的財務狀況，有時還得花上很長的一段時間，才能將最新的教科書交到正在接受培育的醫師或治療師手中。這些人又過了五年之後才完成學業，繼而總算能夠幫助自己的第一位患者，他們大部分的知識其實早已過時了十二到十五年。

從這當中，你不難看出，沒有人在刻意散布過時的知識。事實上，這當中所涉及到的，是極度平常的發展循環與教育循環，只不過許多人就是沒有意識到它們的「賞味期」。

在我自己成爲治療師之前，有將近二十年的時間，一直在擔任醫學與科學領域的媒體記者。因此，我有幸很早就認識許多嶄新的治療方式。此外，在我身邊有不少人長年以來一直深受各種焦慮症所苦，因此，我從一開始就很清楚地看出，哪些不同的治療方法早已有人提供、焦慮症患者還得花幾年時間等待。我之所以有幸成爲歐洲首批於臨床治療中使用並改進這些卓越新方法的治療師，全都得感謝早先的職業生涯。因此，如果你的治療師或精神科醫師「還」未聽過這些方法或技巧，請你要諒解他們。

選擇正確的激勵策略

我從前的一位老師（有很多地方得要感謝他），曾說過以下這句發人深省的話：

「只有兩個原因會讓一個人改變：巨大的痛苦或是遠大的目標！」

如果你稍微思考一下這句話，就會發現自己至今為止所有改變的動力，同樣都是汲取這兩種泉源之一。唯有當你無論如何都想擁有某些東西，直到你願意為此做任何事，或是有某種情況讓你痛苦，直到你無論如何再也不想承受它，才會願意積極改變。

遺憾的是，在絕大多數的情況下，焦慮症患者十分善於對某種令人不滿的狀況，一路忍受到痛苦得受不了爲止。然而，如此經過數年以後，他們變得完全無法爲自己設定美好的目標，也無法藉此產生必要的力量，更不能一步步地達成目標。

因此，請你重新開始「作夢」，例如，渴望獲得一份確實是某種志業的工作，渴望從事某些自己喜歡到甚至不覺得在工作的工作。即便你現在還無法想像，但你也會有這樣一份工作，有朝一日，你能夠憑藉它來賺取生活開支。我之所以會如此有把握地這麼說，是因爲我已經陪伴許多患者走過這條路，而且，至今爲止，我依然經常在研習營做著同樣的工作。

順道一提，如果你無法立即說出那份新工作，也沒什麼關係。畢竟，多年來，你的大腦一直被訓練成只看問題，相反地，如今你才要重新開始學習一種以解答爲導向的思考。此外，還有一個大問題是，許多人始終認爲必須設定「切合實際」的目標。由於害怕萬一無法達成目標時可能面臨的失望，他們會避開遠大的目標。然而，他們卻忽略了正是那些遠大的目標，才能讓自己釋放出實際行動所需要的力量。

與此相關的是一個一般性問題，許多人都有這樣的問題，在焦慮症患者中尤其普遍。請你想像一下，一百個人擁有同樣遠大的夢想，可是其中九十七個人至今仍無法實現那個夢想，雖然他們懷抱夢想已經多年。在你看來，加入這九十七個人，然後跟他們一起說：「是的，這件事並不容易，許多人都嘗試過，但幾乎無人成功。」難道是一個聰明的決定？

在你看來，這麼做會讓你更接近自己的目標嗎？還是說，你寧可走向其餘三個成功者，問問他們到底做了什麼不一樣的事，致使他們終究得以實現那個夢想？或許你能從他們那裡得到一些指點，而你能憑藉這些指點跨出關鍵性的一步。

最後的思考

數年前，我曾經在某個廣播節目裡接受訪問，當時被問到能否用一、兩句話歸納一下我治療方法的中心思想。當時，我脫口而出的話，如今已成爲工作指導原則，在我的治療工作中，沒有哪一天不給予一位患者這項建議：

你不一定要變得健康，才能過夢想的生活。

你大可以開始過夢想的生活，如此一來，你最終會變得健康！

親愛的讀者，我由衷地希望你也能一步步地重拾充滿輕鬆和快樂的生活。如果這本書在你前進的路上給了你許多幫助，我當然十分樂見，請你繼續把它推薦給別人。特別是對於焦慮症患者，其他患者的經驗是他願不願意接受這種新治療的一個重要依據。

一切都是從探究自己的想法開始，接著才會在一種新思考方式取得初步成功的激勵下，一步步地勇於進行遲延已久的改變。

如果你知道其他方法，讓你在對抗焦慮或恐慌發作方面，獲取了一些不錯的經驗，倘若你願意與我分享，我會非常高興。我一直在尋找新知，藉以幫助那些焦慮症患者更迅速且更輕鬆地重拾美好生活。我由衷地期盼能獲得這方面的任何指點，意者可以透過電子郵件來信告知，我的電子信箱是：

Bernhardt@Panikattacken-loswerden.de

非常感謝！

實用技巧總整理

重新編寫大腦程式（十句法＋五感管道技巧）

第一步

自問：「如果我的生活眞的很棒，會是什麼樣子？」

用十個句子寫下你所想像的完美生活。

● **十句法的撰寫規則**

①不用「否定詞」，寫十個句子（因爲大腦完全無法思考「沒有」。）

②只以正面的方式表述（不要使用任何隱藏的否定詞，像是「無憂無慮」或「無債一身輕」等。）

③以現在式表述十個句子（密集地想像某件事，會跟實際經歷某件事一樣，形成幾乎一樣多的神經元連結。）

④以具體的方式表述句子（這麼做能夠讓大腦灰質的神經細胞迅速且大面積地相互連結。）

⑤這些句子務必要「你自己能夠達成」。（你不能讓目標的達成取決於特定他人。）

第二步

每天花二十分鐘，從你所寫下的十個句子中挑選一句，針對它輪流專注於五種感官管道之一。慢慢地進行，不求快，重要的是，盡可能深沉地潛入每一種管道。

①專注於視覺管道，在想像中看到完美生活中會有的正面影像。

②專注於聽覺管道，在想像中聽到完美生活中會有的正面話語或聲音。

③專注於感覺管道，在想像中感覺到完美生活中會有的正面感覺。

④專注於嗅覺管道，在想像中聞到完美生活中會有的正面氣味。

⑤專注於味覺管道，在想像中嚐到完美生活中會有的正面味道。

● **注意事項：**

如果可以，最好只在思想裡進行，不要用書面方式來進行。

剛開始時，如果沒辦法馬上投入足夠的專注，可以先藉助紙筆，但之後要以思想多於書面的方式來進行練習。

恐慌模式斷路器

聽覺一：轉移

第一步

請你寫下最常在恐慌發作前閃過腦海的兩個句子。

請你再寫下另外兩個讓你感到非常幸福的句子。

第二步

在思想裡默唸兩個恐慌句子。注意一下，是哪邊的耳朵比較能明顯地聽到這些句子。

在思想裡默唸兩個幸福句子。注意一下，是哪邊的耳朵比較能明顯地聽到這些句子。

＊恐慌句子和幸福句子通常會分別傾向不同邊。

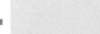

第三步

將恐慌句子從負面之耳轉移到正面之耳。

同樣一個負面的句子，在被轉移到正面的那邊後，要不是再也無法被聽見，就是至少聽起來讓人覺得錯誤、扭曲或不可信。

聽覺二：調音

第一步

察覺到思想裡再度陷入恐慌時。

第二步

想像一個微小且可笑的卡通人物，他代表著那些想法在對你說話。這些卡通人物愈荒唐可笑，聲音聽起來愈奇怪，這項技巧就愈能發揮作用。

視覺一：轉移

第一步

請你寫下你曾經特別強烈感受到焦慮或恐慌的兩種情景，無論是眞實或想像的，都可以。

請你再寫下另一種明顯是負面的情景，但你在那當中卻沒有恐慌發作。

請你再寫下另一種明顯是正面的記憶。

第二步

在思想裡「看」那兩個恐慌情景。注意一下，是哪邊的半腦比較能明顯地看到這些情景。

在思想裡「看」那個負面情景。注意一下，是哪邊的半腦比較能明顯地看到這些情景。

在思想裡「看」那個正面情景。注意一下，是哪邊的半腦比較能明顯地看到這些情景。

*負面情景和正面情景會分別傾向不同邊的半腦，但不一定跟聽覺的傾向相同。

第三步

召喚一個負面情景。一旦你明顯地在壞的那邊看到這個情景時，請試著將它轉移到好的那邊。畫面將會自動變得中性，甚至變得正面。

視覺二：變焦

第一步 先在思想中勾勒出期望達成的目標畫面。

←

第二步 想像那個讓你恐慌的負面情景。

←

第三步 專注於讓那個負面情景的畫面迅速變小，一旦它「縮小」到一個微小的點後，就馬上從這個點跳出先前勾勒的「目標畫面」。

視覺三：慢動作

第一步 想像那個讓你恐慌的負面情景。

第二步 在思想中把那個負面情景中的動作放慢，例如一秒移動一公釐的速度。

整個畫面將會顯得十分可笑。

動覺：反向刺激

第一步

在紙上寫下，一旦恐慌再度上身，你能明顯感受到的所有令人不快的感覺。

第二步

請你寫下在恐慌發作的過程中可以感知的其他身體症狀，例如暈眩、手腳發癢、胸悶或喉嚨卡卡。請盡可能準確地描述那種感覺，並注意感覺的方向和溫度。

第三步

對身體症狀施以反向刺激。例如：

- 藉由想像的前後暈眩，排除左右暈眩。
- 藉由想像的向後傾倒，阻止向前傾倒的感覺。
- 如果感覺是炙熱的，就想像它是冰冷的。

具體化練習

咬筆

恐慌發作時，花五分鐘用牙齒橫咬著一支筆，臉部會自動呈現一個快樂的表情。用臼齒咬住那支鉛筆，正面效果會比只用門牙更明顯。

老闆姿勢

情緒陷入低潮時，擺出強而有力的老闆姿勢——輕鬆地坐在一張舒適的沙發椅上，將雙手疊放在後腦勺，再將雙腳抬高，擱在一張桌子、凳子或另一張椅子上。腳抬得愈高，這個姿勢就愈有效果。請你保持這樣的姿勢至少兩分鐘，如果能夠保持五分鐘更好。

更多資訊

如果你還想知道更多關於焦慮、恐慌或幸福感等主題的最新科學知識，不妨到我們的網站登錄，索取免費的時事通訊。

在Panikattacken-loswerden.de這個網站上，我準備了一份值得參考的書籍和電子書列表，你可以在“Buchtipps”這個選項下找到。無論是想為自己發掘新的思考方式，或是你在工作、人際關係或社會環境的改變上需要協助，那裡所推薦的書籍都有許多珍貴的建言，其中某些書籍也曾經幫我獲得很大的進步。請你永遠牢記：每天用什麼資訊餵養你的大腦，完全是自己的責任；此外，唯有好的精神食糧，才能帶來好的成果。

就這一點來說，祝你們閱讀快樂！

你們的克勞斯・伯恩哈特

謝詞

如果沒有許多可愛的人相助，這本書恐怕無法出版。我特別要感謝親愛的妻子丹妮耶拉，她和我齊心協力一起經營位在柏林的診所。在許多下班時間和週末，她都給了我自由的空間，讓我得以及時完成這本書。此外，她也是一位十分優秀的治療師，對我來說，她的專業知識總是具有難以衡量的寶貴價值。

另外，我要向Ariston出版社的全體同仁，以及我的出版經紀人Lars Schutze-Kossack與他的妻子Nadja，致上誠摯的謝意。有了他們充滿活力的協助，才得以讓盡可能廣大的讀者接觸到這本書。這使得在焦慮症患者之外，也有愈來愈多治療師在討論我們的工作。

在這個脈絡下，我想特別感謝所有已和我們取得聯繫的同行。由於你們的關注，我們才能在這一年裡開始提供進修課程，讓這種新的治療方法盡可能獲得推廣，甚至普及。尤其令我們感到欣慰的是，也有愈來愈多心理醫師和醫師開始關注我們的方法，願意放下身段加入我們的行列。這種坦誠的交流正是我們所需要的，唯有如此，我們才能一起爲所有焦慮症患者發展出愈來愈好的治療方法。

參考文獻

①赫爾德綜合症：當脹氣造成恐慌

H. Emminger, T. Kia, (ed.): *Explain, Das Kompendium der klinischen Medizin.* 7. Auflage. Elsevier, Urban & Fischer 2011, S. 23.

②思想如何以生理的方式儲存

Prof. Dr. E. Kandel: *Auf der Suche nach dem Gedächtnis: Die Entstehung einer neuen Wissenschaft des Geistes*. Pantheon 2007.

③白袍高血壓：當焦慮讓血壓升高

T.V. Khan, S. S. Khan, A.Akhondi, T.W. Khan: *White coat hypertension: relevance to clinical and emergency medical services personnel*. In: »MedGenMed«, S. 52. Review PMID 17435652, (Mar.13, 2007).

④身體姿勢會對心理造成哪些影響

D. Carney, A.J.C. Cuddy, A. Yap: Power posing: *Brief nonverbal displays affect neuroendocrine levels and risk tolerance*. In: » Psychological Science«, 21, p. 1363-1368, (2010).

⑤傑・福尼耶對於抗憂鬱藥物的療效所做的研究

J. Fournier et al.: *Antidepressant Drug effects and Depression Severity: A Patient-Level Meta-Analysis*. In: » JAMA« (The Journal of the American Medical Association), p. 47-53 (Jan. 6, 2010).

⑥對於我們所接受的錯誤想法進行的反向編寫

B. Katie: *Lieben was ist. Wie vier Fragen Ihr Leben verändern Können*. Arkana 2002.

⑦大腦如何透過特殊的使用產生改變

K. Woollett, E. A. Maguire: *Acquiring » the Knowledge « of London's Layout Drives Structural Brain Changes*. In: » Current Biology«, Vol. 21, Issue 24, p. 2109-2114 (Dec.8, 2010).

零恐慌！——神奇十句法訓練大腦永久擺脫焦慮恐慌症

作　　者——克勞斯·伯恩哈特（Klaus Bernhardt）
譯　　者——王榮輝
特約編輯——洪禎璐

發 行 人——蘇拾平
總 編 輯——蘇拾平
編 輯 部——王曉瑩、曾志傑
行銷企劃——黃羿潔
業 務 部——王綬晨、邱紹溢、劉文雅

出 版 社——本事出版
發　　行——大雁出版基地
地址：新北市新店區北新路三段207-3號5樓
(02) 8913-1005　傳眞：(02) 8913-1056
E-mail：andbooks@andbooks.com.tw
劃撥帳號——19983379　戶名：大雁文化事業股份有限公司

封面設計——COPY
內頁排版——陳瑜安工作室
印　　刷——上晴彩色印刷製版有限公司
2018 年 7 月初版
2023 年 12 月 28 日二版 2 刷
定價 420 元

Panikattacken und andere Angststörungen loswerden:
Wie die Hirnforschung hilft, Angst und Panik für immer zu besiegen.
by Klaus Bernhardt

ISBN 978-626-7074-42-8

國家圖書館出版品預行編目資料
零恐慌！——神奇十句法訓練大腦永久擺脫焦慮恐慌症
克勞斯·伯恩哈特（Klaus Bernhardt）／著　王榮輝／譯
譯自：Panikattacken und andere Angststörungen loswerden:
Wie die Hirnforschung hilft, Angst und Panik für immer zu besiegen.
—.二版.—　新北市 ； 本事出版 ： 大雁文化發行，2023 年 5月
　面 ；　公分. –　ISBN 978-626-7074-42-8（平裝）
1.CST:恐慌症　2.CST:焦慮症
415.992　　　　112002238